Ion Irimie

Ein chirurgischer Eingriff

Philosophische und psychologische Gedanken über Gesundheit, Krankheit und den Wert des Lebens

Ion Irimie

Ein chirurgischer Eingriff

Philosophische und psychologische Gedanken über Gesundheit, Krankheit und den Wert des Lebens

Aus dem Rumänischen von Christian M. Fabini

HERDER

FREIBURG · BASEL · WIEN

MIX
Papier | Fördert gute Waldnutzung
FSC® C014496
www.fsc.org

Originalausgabe: *Povestea unei operații / Perspectivă psihologică și filozofică*, in rumänischer Sprache erschienen im Verlag Napoca Star, Cluj-Napoca (Rumänien) 2014,

www.herder.de

Umschlaggestaltung: Gestaltungssaal
Satz: ZeroSoft SRL, Timisoara
Herstellung: GGP Media GmbH, Pößneck

Printed in Germany

ISBN 978-3-451-03416-9

Inhalt

1. Zur Einführung

Nachdem ich meine *Erinnerungen* (auf Rumänisch: *Aduceri aminte*) fertig aufgezeichnet hatte, erwartete ich nicht, dass das Leben mir noch grundlegend neue Erfahrungen bescheren würde. Ich dachte damals, mein Lebensfaden würde geradlinig weiter abrollen und ich würde dem Geschriebenen nichts mehr hinzuzufügen haben.

Aber siehe da, so sollte es nicht kommen. Das Leben hielt eine große Überraschung für mich bereit. Eine Überraschung, die mich nun erneut zur Feder greifen lässt, um die weiten Bereiche des Erlebten zu erkunden. Es handelte sich um die überraschende Diagnose, dass eine meiner Herzklappen zerfasert war, im medizinischen Fachjargon eine „schwere Mitralinsuffizienz". Begleitet wurde diese Insuffizienz von einer ziemlich fortgeschrittenen und ziemlich gefährlichen Herzrhythmusstörung.

Die beiden völlig unerwarteten Gesundheitsschäden stellten mich vor eine lebensentscheidende Wahl: einen chirurgischen Eingriff zu akzeptieren, der mich wieder in den Zustand eines einigermaßen gesunden Menschen versetzen konnte, oder den Eingriff abzulehnen und die mir verbleibenden Lebenstage als Kranker zu verbringen, als ein Mensch, dem jeden Tag und jeden Augenblick sein Ende vor Augen stehen kann. Nach Stunden und Tagen quälender, aber unvermeidlicher Abwägung, nach Beratungen mit meiner Tochter Anca und auf wiederholtes, hartnäckiges Drängen des Kardiologen entschloss ich mich für die Operation. Ich akzeptierte, dass mit dem Skalpell irgendwo in der Herzgegend und sogar im Inneren des Herzens hantiert würde. Die Ärzte versicherten mir, alles würde gut gehen, im Hinblick auf die Verfassung des Herzmuskels und der benachbarten Arterien und Venen seien die Risiken des Eingriffs nicht höher als drei Prozent. Angesichts dieser Zahl vertraute ich auf meine Chancen, den Eingriff erfolgreich zu überstehen. Aber so sehr ich meinen Chancen vertraute, so war doch der Gedanke, ich könnte unter den drei von hundert sein, nicht von der Hand zu weisen. Nach Abwägung aller Sorgen und aller Überzeugungskraft jener drei Prozent sagte ich mir: „Auf zur Operation, mein Junge!" Um jedoch über den Eingriff und alles Weitere zu berichten, möchte ich mit dem Anfang beginnen.

2. Bis zur Operation

Es war an einem schönen Sommertag im Juli. Es war ein Donnerstag, an dem ich nach den morgentlichen Verrichtungen etwa um neun Uhr losging, um mein Buch *Information und Kausalität* zum Kopieren zu bringen. Die letzten Korrekturen waren eingearbeitet und ich wollte es nicht an den Verlag übergeben, ohne ein Exemplar für mich übrig zu haben. Bei meinem bevorzugten Copyshop sagte mir die junge Dame, sie würde etwa zwei Stunden dafür benötigen. So blieb mir nichts anderes übrig, als mir auf den Klausenburger Gassen einen Zeitvertreib zu suchen.

Ich trat aus dem Copyshop und überlegte, ob ich mit dem Handy herausfinden könnte, ob diejenige, die ich hier einfach „V“ nennen will, vielleicht in der Stadt ist. Ich erfuhr, dass sie in der Stadt und sogar in der Nähe sei. Wir vereinbarten, uns zu treffen. Nach dem Treffen begleitete ich sie zur Haltestelle der Linie 35 an der Oper. Sie wollte „die Ihren“ besuchen. So nennt sie die Mitglieder der Familie – Tochter, Schwiegersohn und zwei Enkelinnen.

Nachdem wir uns verabschiedet hatten, ging ich weiter in Richtung Copyshop. Auf dem Weg, etwa an der Buchhandlung der Uni, traf ich meine gute Freundin Camelia Ban. Mit ihrem ärztlich geschulten Blick erkannte sie sofort, dass etwas mit mir nicht in Ordnung war. „Ionica, was ist los mit dir? Du bist schwer krank. Ich erkenne deine Augen, dein Gesicht nicht wieder, etwas ist nicht in Ordnung. Bitte nimm schnell ein Taxi und fahr nach Hause. Und morgen direkt zu den Ärzten!“ Ich sagte, vielleicht sei der Sommer schuld, dass ich so schlecht aussehe. Sie entgegnete, es ginge hier nicht um den Sommer, es ginge um einen Schaden an der Gesundheit. Ich begleitete sie noch ein paar Schritte und beim Abschied versprach ich ihr, vom Copyshop direkt nach Hause zu gehen. „Aber mit dem Taxi, nicht zu Fuß", ermahnte sie mich kategorisch.

Als ich im Copyshop fertig war, gehorchte ich Camelias Rat und nahm vom Platz des Friedens ein Taxi nach Hause. Kaum war ich eingetreten, läutete das Telefon. Camelia kontrollierte, ob ich gut zu Hause angekommen sei. Ihr Anruf machte mich nachdenklich. Ich merkte, dass etwas Ernstes los sein müsse, wenn sie so besorgt anrief. Aber dann ruhte ich mich ein bisschen aus und hatte ihre Warnungen schon fast vergessen. Nach einer ziemlich gut durchschlafenen Nacht überlegte ich, dass ich eventuell die Einladung zum Essen, die ich meinem Freund Vanea Semeniuc gemacht hatte, einlösen könnte. Er war gerade erst vom Land zurückgekehrt und hatte wohl nicht allzu viel im Kühlschrank. Gekochtes Essen sowieso nicht. Wir aßen zusammen, tranken ein Glas Wein, brachten die Politik ein Stückchen weiter, und schon war der Freitag um. Es folgte der Samstag. Für diesen Tag hatte ich die Einladung einer guten Freundin namens Any zum Quarkknödelessen angenommen. Bereits mehrere Stunden vorher spürte ich immer deutlicher, dass ich diese Verabredung nicht wahrnehmen konnte. Ich fühlte mich so dermaßen erschöpft, dass ich mir nicht zutraute, zu ihr zu gelangen, selbst wenn ich ein Taxi nähme. Ich war nicht sicher, ob ich die wenigen Treppenstufen bis zu ihrer Wohnung schaffen würde. Diese Unsicherheit veranlasste mich, zum Hörer zu greifen und ihr zu sagen, dass ich mich nicht wohlfühlte. Ich bat sie, die Quarkknödel auf ein anderes Mal zu verschieben. Glücklicherweise hatte sie die Knödel noch nicht zubereitet! Sie verstand mich und bat mich, gut auf mich aufzupassen.

Den ganzen Tag saß ich faul herum. Dann kam die Nacht und ich dachte, der Schlaf würde mich wieder aufrichten. Dem war aber nicht so. Am Morgen fühlte ich mich nicht wohl. Mir wurde schon schwindlig, wenn ich nur versuchte aufzustehen. Aber wo konnte man am Sonntag schon ärztliche Hilfe bekommen?! Nach einer Weile, als mir bewusst wurde, dass ich nicht bis zum Montag durchhalten würde, kam mir die Idee, meinen vertrauten Arzt Dan Vladutiu anzurufen. Er war und ist nicht nur ein guter Arzt, sondern auch ein guter Freund. Er kannte meine Gesundheitsprobleme schon lange und er kannte sie sehr gut. Ich erklärte ihm, was los war, und er sagte: „Herr Ionica, jetzt ist es zehn Uhr, um elf hole ich Sie ab und bringe Sie mit dem Auto in die Klinik." Und so kam es auch. Als er mich sah, merkte er gleich, dass ich nicht in seine Klinik, sondern in die Kardiologie gehörte. Also direkt ins Herzzentrum.

Hier nahm mich sofort eine junge Dame in Empfang, die mich nach einer Routineuntersuchung zur Echokardiografie brachte. Laut Diagnose des Ultraschallspezialisten hatte ich eine ziemlich schlecht funktionierende Herzklappe, weshalb beschlossen wurde, mich sofort stationär zu behandeln. Noch bevor ich ins Krankenzimmer kam, erhielt ich eine Spritze in den Bauch, denn durch das Herzflimmern, das meine Mitralinsuffizienz begleitete, konnte jederzeit sehr leicht irgendwo eine Embolie auftreten. Mit vielen Untersuchungen und allen möglichen Medikamenten wurde ich mehr als eine Woche im Herzzentrum behandelt.

Nach meiner Einlieferung ins Krankenhaus benachrichtigte Dr. Vladutiu meine Tochter Anca über den Stand der Dinge. Anca setzte sich sofort mit Frau Dr. K. in Verbindung, die für mehrere Krankenzimmer zuständig war, darunter auch meins. Auf unterschiedliche Weise verfolgte Anca, die in Deutschland lebt, täglich die Entwicklung meines Zustands; in gewisser Weise wachte sie aus der Ferne über mich. Sie hatte vor und bestand auch darauf, gleich zu mir zu kommen und mich per Flugzeug nach Freiburg zu bringen. Ich beruhigte sie erst einmal und bat sie, mich noch einige Tage in der Obhut der Klausenburger Ärzte zu lassen, die mir helfen sollten, etwas auf die Beine zu kommen. Außerdem bestand ich darauf, nicht direkt aus der Klinik zum Flugzeug gebracht zu werden. Schließlich willigte sie ein und kam dann am ersten Sonntag nach meiner Entlassung aus der Klinik, um mich abzuholen.

Nun musste ich meine Flugangst überwinden und den Flug nach München akzeptieren. Von München nach Freiburg ging es mit dem Auto. Anca war nach München gekommen, weil es nur von dort aus direkte Flüge nach Klausenburg gab. Nach dem Weg mit dem Flugzeug und Auto erreichte ich dann mein kleines Zimmer in Freiburg.

Bereits am nächsten Tag wurde ich von Anca ins Herzzentrum Bad Krozingen gefahren, etwa 25 km von Freiburg entfernt. Wie Anca wusste, war dies das beste Zentrum für Herzkrankheiten. Sie wusste auch, dass Professor Neumann, der dort arbeitete, zu den renommiertesten Kardiologen Deutschlands zählte. Nach den ersten Untersuchungen im Herzzentrum sagte man mir, die Herzklappenprobleme seien nur chirurgisch in den Griff zu bekommen. Ohne Operation könne ich noch eine Weile weiterleben – wie lange, wisse man nicht –, aber nicht als gesunder Mensch, sondern als kranker. Als einer, der jederzeit in Gefahr sei, die Augen für immer zu schließen.

In Rumänien hatte man mir nichts von einer Operation gesagt. Etwas später erfuhr ich, dass in Osteuropa bei über 80-Jährigen keine Eingriffe zum Ersatz der Herzklappen durchgeführt werden. In Deutschland richtete sich die Aufmerksamkeit auf die Herzklappe, nicht auf die Rhythmusstörung oder das Flimmern, das meine schwere Mitralinsuffizienz begleitete. Als ich in Deutschland die Frage des Alters ansprach (ich war 81 Jahre alt!), erfuhr ich, dass in diesem Teil Europas Operationen unabhängig vom Alter durchgeführt werden, selbst bei über 92-Jährigen.

Da die Frage der Operation konkret wurde, sollten auch die anderen lebenswichtigen Organe untersucht werden: Leber, Lunge, Nieren, Venen, Arterien usw. Dafür musste ich wieder ins Krankenhaus. Da ich mit der Operation grundsätzlich einverstanden war, wurde vereinbart, dass wir am nächsten Tag in die Klinik zurückkehren würden. So gelangte ich in die Abteilung von Professor Neumann, Zimmer 608.

Hier fand ich ein komplett ausgestattetes Einbettzimmer vor. Das Bett war so konstruiert, dass es sehr einfach in der Höhe verstellt werden konnte, auch das Kopf- oder Fußteil einzeln, und das mit nur zwei sehr handlich angeordneten Knöpfen. Neben dem Bett gab es ein Nachtkästchen mit einem Telefon und einer Fernbedienung. Der Fernseher war genau gegenüber dem Bett an der Wand befestigt. Das Nachtkästchen enthielt auch eine Art Klapptisch, der bei Bedarf für die Mahlzeiten verwendet werden konnte. Um das Nachtkästchen herum gab es allerhand Steckdosen und Schalter. Vor allem gab es Knöpfe, um die Krankenschwester bei Bedarf herbeizurufen. Solche Knöpfe gab es nicht nur beim Bett, sondern auch im Bad, beim Waschbecken, neben dem Duschhocker, sogar an der Toilette. Alles war ungeheuer sauber und ordentlich.

Ich hatte mich noch gar nicht an die neue Umgebung gewöhnt, da erschien schon eine Krankenschwester, um zu fragen, ob ich auf dem Zimmer oder im Speisesaal essen wolle. Da ich mich nicht auf der Suche nach dem Speisesaal verlaufen wollte, zog ich das Essen auf dem Zimmer vor. Danach fragte sie mich noch, was ich am nächsten Tag zu Mittag essen wolle. An diesem Tag hatte ich zusammen mit Anca im Speisesaal gegessen. Verwundert über die Frage zum Menü am nächsten Tag, fragte ich nach der Auswahl. Ich erfuhr, dass jeweils drei Suppen und Hauptgänge zur Wahl standen. Die liebenswerte Schwester las mir auch etwas aus der Menükarte vor. Davon verstand ich nicht allzu viel und erwiderte daher, es sei egal, was auch immer. Die Schwester erklärte mir lächelnd, „egal" gäbe es nicht. Um aus der Zwickmühle herauszukommen, nahm ich ihre Liste und zeigte mit dem Finger auf die erste Suppe und den ersten Hauptgang.

Der Eingangsbereich der Klinik führte in eine große Halle, die quadratisch und von vier Gebäuden mit sechs Stockwerken umgeben war. Die Halle hatte ein Glasdach und war daher sehr gut vom Tageslicht erleuchtet. In der Mitte gab es einen Springbrunnen, rundherum Bänke für Patienten sowie Diagnoseräume. Die Stockwerke der vier zentralen Gebäude waren durch große, leise Aufzüge verbunden, und die Verbindung zu den Außengebäuden erfolgte durch lange, helle Gänge. Aus der mittleren Halle führte ein Gang zu einem Speisesaal und einer sehr gut ausgestatteten Konditorei. Das Restaurant mit Selbstbedienung konnte sowohl von Patienten als auch von Besuchern genutzt werden. Patienten, die ihre Mahlzeit im Restaurant einnahmen, brauchten nicht vor Ort zu bezahlen, sondern zeigten ihre Codenummer.

Die Krankenzimmer waren auf einer Seite eines Flurs aufgereiht und von eins bis acht nummeriert. Ich war in Sektion 6, Zimmer 608 untergebracht. Auf der anderen Seite des Flurs gab es eine große Halle mit den beiden Aufzügen, Treppen zu den unteren Stockwerken sowie einen großen Empfangsraum für die Besucher. In diesem Saal gab es einen Kühlschrank mit Fruchtsäften, kleinen Bierflaschen und mehreren Sorten Joghurt. Ein Hinweis am Kühlschrank ersuchte die Patienten, den Inhalt nur für den eigenen Bedarf zu verwenden, nicht für Gäste. Hier konnte man auch einen Tee oder Kaffee zubereiten oder nach Herzenslust Orangen, Äpfel, Bananen usw. genießen. Wiederum mit dem Hinweis, dass dies nur für Patienten vorgesehen war.

Ebenfalls gegenüber den Patientenzimmern war auch das Zimmer der Krankenschwestern. An einem leistungsfähigen Computer erfassten sie sämtliche Daten zu den Patienten, ihren Krankheiten und Behandlungen. Die Spanne der Daten reichte vom Blutdruck, der mindestens zweimal täglich gemessen wurde, bis zum Körpergewicht, das jeden Morgen geprüft wurde.

Angesichts all dieser Bedingungen fiel es mir schwer, nicht betrübt an die Umstände in Rumänien zu denken, vor allem daran, was ich im dortigen Herzzentrum vorgefunden hatte. Dieses Klausenburger Institut ist ein ziemlich neuer Bau und trotzdem relativ weit von den bescheidensten deutschen Leistungsmaßstäben entfernt. In vielerlei Hinsicht bewegen wir uns in Rumänien – und daran wird sich noch eine ganze Weile nichts ändern – auf dem Transportniveau eines Trabants, während man in Deutschland bereits seit Langem mit dem Komfort eines neuen Mercedes reist. Den Vergleich habe ich schon öfter herangezogen. Auch im Hinblick auf meine Erlebnisse am eigenen Leib in den beiden kardiologischen Fachkliniken scheint er mir angebracht.

Was ich am Klausenburger Herzzentrum immerhin geschätzt habe, war, dass sich die Toilette nicht mehr am Ende des Flurs befand, sondern dass zu zwei Zimmern jeweils ein Bad mit Toilette, Waschbecken und Dusche gehörte. Somit wurde diese Ausstattung nur von sechs Personen genutzt, da die Patientenzimmer maximal drei Betten haben. Die Ärzte, weit davon entfernt, den Computer beim Krankenbesuch zur Hand zu haben, schleppten immer noch einen ganzen Arm voll Akten mit sich herum. Die Rufschalter, mit denen man Hilfe holen konnte, beschränkten sich auf einen pro Bett.

Am ehesten vergleichbar mit dem, was ich in Deutschland gesehen habe, scheint mir die Sauberkeit. Ebenfalls durchaus auf dem gleichen Niveau wie in Deutschland sehe ich die Kompetenz der Ärzte. Alles, was in Klausenburg mit weniger leistungsfähiger Technik diagnostiziert wurde, erfuhr im Herzzentrum Bad Krozingen volle Bestätigung. Gleiches lässt sich auch über die Behandlung sagen. Spritzen in den Bauch erhielt ich in Rumänien wie in Deutschland, den Blutgerinnungshemmer Marcumar nahm ich unter sehr strenger Überwachung sowohl in Klausenburg als auch in Bad Krozingen.

Wieso es in Rumänien Altersbegrenzungen für Herzklappenoperationen gibt, ein Eingriff, den auch unsere Ärzte routinemäßig vornehmen, habe ich nicht wirklich verstanden. Aber Entscheidungen sind eben Entscheidungen. Wahrscheinlich wird bei uns davon ausgegangen, dass es sich für ein bis zwei zusätzliche Lebensjahre nicht lohnt und das Risiko zu hoch ist.

Nach dieser kleinen Klammer mit vergleichenden Überlegungen möchte ich zu den Tagen im Krankenhaus und den wesentlichen Konsequenzen zurückkehren. Da von deutscher Seite die Operation ins Gespräch gebracht und ich mein prinzipielles Einverständnis bereits erteilt hatte, begannen die Ärzte, die sich mit meinem Herzen befassten, mit den Vorbereitungen. Die Funktion all meiner vitalen Organe – Lungen, Leber, Nieren, Blutwerte – wurde ständig überwacht. Eine Koronarangiografie wurde durchgeführt, um festzustellen, wie es um die Herzkranzgefäße bestellt war. Für die Analyse dieses Gefäßsystems erhielt ich zum ersten Mal eine Vollnarkose. Ich wurde auf alles untersucht, was im Verlauf des Eingriffs ein Risiko darstellen könnte. Nach all diesen Untersuchungen wurde mir mitgeteilt, dass die Ärzte die Risikofaktoren auf lediglich drei Prozent bezifferten.

Ich wurde aus der Klinik mit dem Plan entlassen, zurückzukehren, sobald der von Anca ausgewählte Chirurg für meine Operation aus dem Urlaub zurück sein würde. Also in etwa drei Wochen. Wir waren im Urlaubsmonat August. Zu Hause angelangt, mit der Entscheidung für die Operation im Gepäck, wurde ich dann doch nachdenklich und mir gingen einige Zweifel durch den Kopf: Sind meine Ärzte nicht vielleicht zu optimistisch? Können sie sich mit den drei Prozent wirklich so sicher sein? Und selbst wenn das stimmt, könnte es nicht passieren, dass ich zu den drei von hundert gehöre? Selbst wenn es gering ist, bleibt jedes Risiko ein Risiko.

Angesichts solcher Zweifel und Fragen wurde mir klar, dass das *Ja* oder *Nein* zur Operation noch nicht endgültig geklärt war, dass es überlegt und sogar erneut diskutiert werden könnte. Neu aufgerollt mit Anca und den Ärzten. Infolge solcher Gedanken begann in meinem Kopf ein Kampf auf Leben und Tod, könnte man sagen, zwischen den Argumenten pro und kontra, für oder gegen die Operation. Diese Argumente stellten sich schließlich als zwei Stimmen dar, die vor allem in meinen schlaflosen Stunden ziemlich laut gegeneinander anschrien. Das eine war eine große Stimme der Gesundheit und des Lebens, das andere der nicht weniger hartnäckige Ruf der Krankheit und des Todes.

Was ziemlich seltsam anmutete, war, dass die Stimme der Krankheit und des Todes sich der Operation widersetzte. Dem Tod gefiel offenbar das sehr kleine Risiko nicht. Er rechnete wohl damit, dass er mich mit einer Hand bereits fest gepackt habe und ohne Eingriff bald auch mit der anderen würde zupacken können. Angesichts einer solchen Rechnung sagte mir die Stimme des Todes, ich hätte genug gelebt, nach 82 Jahren sei die Zeit gekommen, auch dem Tod einen gewissen Spielraum zu überlassen. Die Stimme sagte mir, ich solle nun zufrieden sein, da ich schon zu den Glücklichen gehöre. Denn wie viele von denen, die geboren werden, erreichen ein solches Alter? Sie sagte mir, ich solle mit dem zufrieden sein, was ich bereits gelesen hatte, denn alle Bücher kann man nicht lesen. Ich solle mich mit dem zufriedengeben, was ich geschrieben hatte, denn alles, was jemand schreiben möchte, kann man nicht schreiben. Ich solle mich damit begnügen, was ich gesehen hatte – man kann nicht alles sehen –, mich auch damit begnügen, wie viel ich geliebt hatte. Alle zu lieben, die dir gefallen, ist unmöglich. Von nun an, wurde mir auch gesagt, kommen alle großen Bereiche des Lebens im Wesentlichen zum Abschluss. Hinzufügen kann man nur noch Auslassungspunkte …

Ebenfalls aus der Perspektive des Arguments „Du hast schon genug gelebt“ bestand die Stimme der Krankheit darauf, mir in Erinnerung zu rufen, dass ich meine Lebenserwartung bereits ein ganzes Stück überschritten habe. Reicht es nicht, dass ich statt 2000 bereits das Jahr 2012 erreicht habe?! Die Hoffnung, bis 2000 zu leben, hatte ich mir im zarten Alter von sechs Jährchen selbst gesetzt. Während ich spielerisch die Zahlen von 1936 bis 2000 aufschrieb, schienen es mir so viele ... Ich füllte mein Täfelchen damit. Ich weiß noch, wie ich mich, nachdem ich die Zahlen auf dem Täfelchen gezählt hatte, fragte: „Werde ich wohl bis zum Jahr 2000 leben?“ Und siehe da, ich habe gelebt. In diesem Sinne hatte die Stimme des Todes recht.

In ihren Beschwörungen sagte mir die Stimme der Krankheit und des Todes auch, bis zu jenem Tag – dem Tag des Todes – könne es nicht mehr allzu lange dauern und folglich habe weder das Risiko der Operation noch der nachfolgende Schmerz einen Sinn. Ich wurde nochmals daran erinnert, dass beim Hantieren mit dem Skalpell am offenen Herzen jedes kleine Risiko beträchtlich anwachsen kann.

Auf die Einlassungen der Todesstimme zum Alter und zum Überschreiten der Lebenserwartung antwortete die Stimme der Gesundheit: Was? Du erlaubst dir zu behaupten, das Leben sei ausreichend? Du sagst, nach 80 Jahren sei deine Zeit gekommen? Du hast kein Recht auf solche Argumente. Und zwar hast du es nicht, weil du dich in der Ewigkeit suhlst. Du spielst mit ihr. Verglichen damit bleibt das Leben, selbst wenn es einige hundert Jahre dauerte, immer eine Art Nichts. Weil du ewig bist, erschauert der Dichter vor dir. „Nicht vor dem Tod erschauere ich, sondern vor seiner Ewigkeit“, bezeugte unser größter Dichter Alexandru Vlahuță. Weil du, Tod, ewig bist und weil du das Nichts bist, gibt es niemand, der dich will oder wollen kann. So spät du auch immer kommst, bist du auf jeden Fall zu früh. Deine Zeit ist niemals. Das Leben ist deshalb Leben, damit es sich deinen Klauen nicht überlässt, das Leben ist als Leben dazu erschaffen, dir bis zum letzten Atemzug zu widerstehen. Die heilige Regel des Lebens ist, immer und immer aufs Neue das Licht des Morgens zu ersehnen und zu fliehen, immer und immer wieder, vor der Finsternis deiner Nacht.

Und du sagst dem, der dir nun direkt ins Auge blickt, dass er genug getan habe und zufrieden sein solle, dass man „nicht alles tun kann". Du vergisst aber, dass die Operation ihm die Chance der Rückkehr in ein normales Leben gibt. In ein Leben, in dem er noch lesen, schreiben, reisen, ja sogar lieben könnte. Und dann? Wie sollte sich dann das Risiko der Operation nicht lohnen, wie sollten da einige Tage möglicher Schmerzen nicht in Kauf genommen werden? Diese Tage werden vergehen, und es werden die schönen Tage in Gesundheit folgen. Im Hinblick auf diese Tage, wie sollten wir den Ärzten nicht erlauben, ihre Stärke zu beweisen, wie sollten wir ihnen nicht ermöglichen, den Tod abzuwenden?

Auf dieses ganze schöne Plädoyer hat die Stimme des Todes schon ihre Entgegnung parat. Darin wird dem Leben vorgeworfen, zu sehr alles auf eine Karte gesetzt zu haben. Und darauf hingewiesen, dass das Leben als Leben schon in seiner eigenen Gewebestruktur die Fasern des Todes enthält. Und das nicht nur im Sinne Heideggers, nicht nur dahin gehend, dass wir eigentlich zu sterben beginnen, sobald wir geboren sind. Nicht in dem Sinne, dass das Leben im innersten Wesen „Bewegung zum Tode hin" wäre, sondern im prosaischeren Sinn, dass es nicht nur die Jahre der Jugend und Reife umfasst, sondern auch die des Alters. Und nach 80 Jahren kann man auch nur noch von diesem Teil sprechen. Nach 80 Lebensjahren kann die Perspektive des nahenden Todes nicht ignoriert werden.

Aus dieser Perspektive wünschen sich alle älteren Menschen sehnlich einen möglichst leichten Tod. Noch mehr wünschen sie sich, sterben zu können, ohne ihre Lieben und die anderen Mitmenschen allzu sehr zu betrüben. Sie möchten nicht in Hilflosigkeit verfallen. So gesehen wäre es vielleicht gut, wenn die vorliegende Krankheit ihre ganze Wirkung entfalten könnte. Eine andere Krankheit könnte sich als noch hässlicher und schwerer herausstellen. Die Entscheidung des rumänischen Gesundheitswesens, Mitralklappeninsuffizienzen bei über 80-Jährigen nicht mehr zu operieren, könnte auf einem Körnchen Einsicht beruhen.

An diesem Punkt des Disputs greift die Stimme der Gesundheit und des Lebens erneut ein. Sie meldet sich zu Wort und erklärt der Gegnerin, dass jede Krankheit gestoppt werden kann. Wenn eine operative Behandlung zur Verfügung steht, warum sollte es der Krankheit erlaubt werden, ihr Spiel zu Ende zu führen? Warum sollte es ihr erlaubt sein, ein Zellsystem in einen Haufen ungeordneter Moleküle zu zersetzen?

Die Behandlung ist umso wichtiger, als weder meine Tochter Anca noch mein Enkel Sergio vor den eventuellen Folgebeschwerden zurückschrecken. Zum einen stehen sie ohne jeden Rückhalt für die Operation ein, für die Chance, den Opa möglichst lange und möglichst gesund um sich zu haben. Sie wollen ihn sehen, wie er den Hügel runter- und wieder hochsteigt, wie er zu Fuß zum Münsterplatz wandert, wie er kleine Einkäufe erledigt. Sie möchten ihn immer und immer wieder an ihrer Seite haben, damit er sie täglich mit einem Orangensirup verwöhnt, ab und zu auch mit Krautwickeln oder mit Sakuska, dem Gemüseaufstrich aus der alten Heimat. Aber am allerallermeisten möchten sie ihn bei sich haben, um ihm noch an vielen, vielen Tagen „Gute Nacht“ und „Guten Morgen, lieber Opa!“ sagen zu können.

Zum anderen möchte auch Opa noch bei ihnen bleiben. Und das möchte er nicht nur aus den bereits erklärten Gründen, sondern auch, weil er seinerseits ihre Entwicklung noch lange weiterverfolgen möchte. Auch Opa will noch lange dabei sein, wenn Anca aus der Klinik heimkommt, er möchte sehen und erleben, wie Sergio sein Medizinstudium beendet und wohin ihn seine Wege danach führen. Er wünscht es sich so sehr, Sergios Braut zu sehen und, warum nicht, eines Tages Urgroßvater zu sein. Er möchte so gerne den erfolgreichen beruflichen Weg von Radu an der Technischen Universität Wien verfolgen. Alle diese Sehnsüchte bezogen auf die Zukunft, liebe

Stimme der Krankheit, sind mächtige Argumente zugunsten der Operation, Argumente, an denen man nicht vorbeikommt.

Und Opa wünscht sich noch einige gesunde Jahre, nicht nur für das Familienleben. Er möchte auch für die Leute aus der alten Heimat da sein. Er sehnt sich aus tiefster Willenskraft danach, noch einmal nach Buia zu fahren, seine Brüder und Schwestern zu sehen, die Gassen wiederzusehen, wo er die Kindheit verbracht hat. Noch einmal auf den Hügel zu gelangen, zum Grab der Eltern. Er möchte mindestens einmal noch nach Klausenburg gelangen. Er möchte über die Straßen der Stadt spazieren und über die Flure der Universität. Er möchte auch die Türen der Säle aufsuchen, wo er sein Wissen erworben und danach Jahre über Jahre doziert hat. Er möchte Vanea und Mia wiedersehen, seine lebenslangen Freunde. Er möchte mit ihnen ein bisschen Politik und ein bisschen Philosophie diskutieren. Er möchte die Polenta mit Quarkkäse genießen, die Soruca und Bubu zubereiten. Er möchte auch alles weiterführen, was mit seinen Sonntagstreffen zusammenhängt. Und dann möchte Opa noch einmal nach Wuppertal gelangen, zu Puiu und Maia, zu Mario und Ligia. Er möchte Carla und Laura wiedersehen.

Auf all diese Argumente der Seele gab die Nicht-operieren-Stimme eine ziemlich blasse Antwort. Sie kehrte zu dem Argument zurück, dass es von allem Erwähnten bereits genug gab und ich die Augen zufrieden, ja überaus zufrieden schließen könne. Genug der Familiengefühle, genug der beruflichen Erfüllung, genug der Freundschaften und Liebschaften. Folglich, flüsterte mir die Stimme der Krankheit zu, könne ich all diesen Dingen mit reinem und versöhntem Gewissen Lebewohl sagen. Wieder argumentierte sie mit der Tatsache, dass irgendwann ein Augenblick der absoluten Trennung kommen würde und es vielleicht jetzt besser wäre als irgendwann später. Selbst eine operativ besiegte Insuffizienz hinterlasse ihre rebellischen Spuren, von denen man nicht wisse, wann und wie sie einem mitspielen werden. Es sei jedenfalls besser zu sterben, solange man noch auf den Beinen ist, und nicht erst dann, wenn man nur noch von Bett zu Bett verlegt wird.

Als sie merkte, dass die Stimme der Krankheit und des Todes auf dem Rückzug war, sich nur noch wiederholte, zog sich auch die Stimme der Operation schön langsam aus der Debatte zurück. Sie wusste nun, dass die ursprüngliche Entscheidung bestehen bleiben würde. Sie wusste auch, dass diese Entscheidung, die sich am Anfang eindeutig auf instinktive Gründe stützte, durch ihre Plädoyers eine ziemlich solide rationale Legitimierung hinzugewonnen hatte. Dadurch zeigte sich auch, dass die Debatte pro und kontra Operation in Wirklichkeit nicht völlig ausgeglichen war. Unter allen gegebenen Umständen neigte sich die Waage zur Operation hin.

In die gleiche Richtung wiesen auch einige Argumente, die aus einem anderen Bereich meines Lebens kamen. Sie wurden nicht in Gesprächen thematisiert, sondern blieben allein meinem Urteil überlassen. Es geht um die Argumente, die mit meiner Hinwendung zum politischen Leben zu tun hatten. Genau genommen war ich nicht politisch engagiert, ich habe meinen Beruf nie aufgegeben, um Politik zu machen. Gleichzeitig war ich aber auch nicht der Typ, der sich jeglicher Form politischen Engagements verweigert hätte. Wenn ich als Bürger vor Aufgaben politischer Art gestellt wurde, erfüllte ich sie durchaus gewissenhaft. Nun kommen solche Tätigkeiten aber nicht mehr infrage. Von nun an kann ich nur noch von Weitem zusehen, was auf einigen Schauplätzen des politischen Lebens passiert.

Der erste Schauplatz wäre mein Heimatland, wo ich vor einiger Zeit selbst eine gewisse Rolle gespielt habe. Nun wünsche ich mir von Herzen, dass mir die Operation hilft, die Zeiten zu erleben, in denen dieser Schauplatz den Präsidenten Băsescu und seine politische Unkultur loswird. Es gab eine Zeit, da wünschte ich mir zu erleben, wie das Land von Ceaușescu und seiner Unkultur befreit wird, von der Diktatur, dem Personenkult und seinem primitiven Sozialismus. Jetzt sehne ich mich scheinbar noch glühender danach, ein Rumänien ohne die Katastrophe Băsescu und ohne seine politische Prägung zu sehen. Seine Diktatur ist noch viel hässlicher. Sie hinterlässt nichts Brauchbares. Sie hinterlässt nur ein großes, gähnendes Loch im Staatshaushalt und einen Haufen schädlicher politischer Unarten, die untrennbar mit seinem Namen verbunden sind. Diese Unarten vergiften die Basis unseres politischen Lebens zutiefst. Wahrscheinlich werden wir mehrere Wahlgänge und Regierungen brauchen, bis wir diese unglaubliche politische Verschmutzung loswerden. Băsescu und seine Leute haben dem Land so viel Schaden zugefügt, dass unsere Gesetze kaum eine angemessene Verurteilung ermöglichen. Aber ich möchte glauben, dass die Geschichte das erreichen kann, was der Justiz verwehrt ist. Ich hoffe, dass ich wenigstens die Anfänge der Verurteilung erleben werde. Und diese Zuversicht verdanke ich der Operation.

Ebenfalls kraft der Operation möchte ich auch glauben, dass ich etwas von der politischen Weiterentwicklung Europas erleben werde. Ich möchte sehen oder wenigstens absehen, wie der Kampf ausgeht zwischen denen, die das Projekt des vereinten Europas möglichst weit führen wollen, und denen, die Europa wieder zersplittern wollen. Ich möchte zum Beispiel erfahren, ob die Euro-Gegner wirklich ins EU-Parlament gelangen. Ich möchte erfahren, wie es mit dem nationalen und nationalistischen Extremismus in Europa weitergeht. Ich würde sehr gerne nach der Operation die Zeiten erleben, in denen die Ungarn in Rumänien europäisch denken und auf kleinkarierten Extremismus verzichten. Es wäre gut, wenn wir so schnell wie möglich so weit gelangen könnten, dass wir die europäischen Werte vor die nationalen Werte stellen.

Jenseits des europäischen Raums möchte ich auch gerne die Zeit erleben, in der deutlich wird, unter welcher Flagge die Globalisierung voranschreitet: wohl eher unter amerikanischer oder unter chinesischer Flagge? Aus der gleichen Weltraumperspektive möchte ich auch die Tage erleben, in denen die weltweite Entwicklung zumindest ansatzweise wieder eine Orientierung findet. In letzter Zeit wirkt sie extrem orientierungslos. Gegenwärtig kann man sehr leicht das Gefühl haben, dass die heutige Welt auf ein Nirgendwo hinsteuert. Aber meine Wünsche sind zu groß, sind illusorisch geworden. Ich werde sie beiseitelassen und mich damit begnügen zu vermerken, dass der Bereich meiner politischen Ausblicke ebenfalls eine Argumentationsquelle zugunsten der Operation war. Wenn ich so vieles will und langfristige Dinge verfolge, muss ich die Operation wagen, muss mich in ihre Hände begeben.

Jetzt, da ich das schreibe, mehr als ein Jahr nach der Operation, fällt es mir leicht, ihre Vorteile anzugeben. Im August 2012 verhielten sich die Dinge in meinen Gedanken noch etwas anders. Damals war meine gesamte Geistesverfassung von der Antinomie bestimmt. Fast komplett im unlösbaren Widerspruch gefangen. Erfüllt von einer großen inneren Anspannung.

Aus einem solchen Zustand heraus dachte ich in den Tagen meiner Ruhelosigkeit nicht selten an die gedanklichen Spannungen im Inneren der Kant'schen Antinomien. Ich dachte an ihre perfekte oder fast perfekte Ausprägung. Eine Antinomie ist perfekt, wenn sie keine Auflösung erlaubt, keine Überwindung andeutet. Die Antinomie ist eine Antinomie, wenn sie ein echtes Paradoxon bleibt. Schließlich wurde mir jedoch klar, dass auch die Kant'schen Antinomien nicht beim Paradoxon stehen geblieben sind, dass sie nicht alle Wege zu ihrer Überwindung versperrten. Eine der Antinomien bezüglich der *Behauptung oder Widerlegung der Existenz Gottes* wurde von Kant selbst aufgelöst. Dies geschah durch das Verlassen der Zwänge theoretischer Vernunft und die Einbeziehung der praktischen, also moralischen Vernunft. Aus dieser Perspektive, wird Kant sagen, könnte die Idee der Gottheit eine unbezweifelbare Rechtfertigung finden. Der Allerhöchste wurde geboren, um im Geist der Menschen und in einigen Kulturformen als Quelle und Grundlage der Sittlichkeit fortzubestehen. Die übrigen Antinomien des Kant'schen Gedankengutes wurden von anderen philosophischen Denkern aufgelöst. Die Antinomie *endlich – unendlich* wurde von Hegel aufgelöst oder überwunden. Er zeigte, dass die Alternative falsch gestellt war, nämlich vom Standpunkt dessen, was er die „falsche Unendlichkeit" nannte, also einer Unendlichkeit, die einen Anfang hat, die ausgehend von einem bestimmten Punkt in Raum oder Zeit jederzeit und überallhin die Möglichkeit eines n+1 zulässt. Aber, sagt Hegel, die „reelle

Unendlichkeit" ist ein Etwas, das keinen Ausgangspunkt und keine Bewegungsrichtung hat. Die reelle Unendlichkeit ist diejenige, die in und durch die Endlichkeit existiert, und die reelle Endlichkeit in und durch die Unendlichkeit. Endlichkeit und Unendlichkeit widersprechen sich nicht, sondern setzen einander voraus. Die Antinomie *Notwendigkeit oder Freiheit* wurde ebenfalls von Hegel überwunden. Diese Überwindung wurde schön in die Definition der Freiheit als „verstandene Notwendigkeit" eingebettet. Die Antinomie der *ersten Ursache* wurde noch vor ihrer Kant'schen Formulierung von Spinoza durch sein berühmtes *Causa sui* überwunden.

Ich glaube, ich bin hier fast zu gründlich auf die Frage der Antinomien eingegangen. Aber das Dilemma, das ich erlebte, als ich mich für oder gegen die Operation entscheiden musste, drängte mich zu diesen Überlegungen. Darüber hinaus führte mich der gleiche Gemütszustand zu den Dialogen des Stücks *Der König stirbt* von Eugène Ionesco. Diese Dialoge waren mir sehr nahe. Sie schienen meine eigenen Dialoge zu werden. Ich hatte ja letztlich mit dem gleichen Thema zu tun – der Auseinandersetzung zwischen Gesundheit und Krankheit, zwischen Leben und Tod. In Ionescos Stück wird die Diskussion von Margarete, der früheren Königin, und Maria, der neuen Frau des Königs, geführt. Ebenso findet die Auseinandersetzung zwischen dem sterbenden König und dem Hausmädchen Julia statt, das den König im Garten begleitet und dabei immer und immer wieder über die Monotonie des Lebens klagt. Als Entgegnung auf Julias Klagen spricht der König den Satz aus, der alle Bedeutungen und Sinngebungen des Stücks zusammenfasst: „Wie schön es ist, jeden Morgen aufzustehen." Aber in Ionescos Stück ist das Literatur, in meinem „Stück" geht es um einen Dialog des Lebens, des heiligen Daseins.

Nach den vielen Tagen antinomischer Schlachten beschloss ich, nicht weiter zu kämpfen. Ich erkannte, dass ich aus der Geistesverfassung, in der ich mich befand, nur durch eine Willensbekundung herausfinden konnte, also nur, indem ich mich für das eine oder für das andere entschied. Wenn ich einmal ohne allzu viel Überlegung

Ja gesagt habe, heißt das, ich habe auf die Stimme des Lebens gehört, und folglich soll es so bleiben. Ich sagte mir, dass ich die Antinomie nicht mehr hin und her wenden müsse, dass ich sie als abgeschlossen zu betrachten habe. Ich sprach auch mit Anca darüber und wir legten fest, dass wir über die Operation nicht mehr nachdenken und nicht mehr diskutieren wollten. So ließen wir die Tage verrinnen, und siehe da, es näherte sich der September, also Beyersdorfs Rückkehr aus dem Urlaub.

Eines schönen Abends bat mich Anca, mich auf eine Nachricht gefasst zu machen, dass nämlich Prof. Neumann den Termin für die Operation auf den 4. September festgelegt habe. Folglich sollte ich am 3. September zu Mittag in der Klinik sein. Ich wandte ein, dass ich mich nicht operieren lassen würde, ohne einen Tag zur Eingewöhnung im Krankenhaus zu haben und ohne den Chirurgen zu sprechen. Ich wollte ihn sehen und ihm vor allem Gelegenheit geben, mein Vertrauen zu gewinnen. Ich wollte sehen, wessen Händen ich mein Herz überlassen würde. Ich erklärte Anca, dass es sich bei diesem Wunsch nicht um eine Laune handelte, sondern um eine wichtige psychologische Bedingung. Auf meine Wünsche reagierte Prof. Neumann sehr offen und verschob die Operation vom 4. auf den 6. September. Ich sollte mich an diesem Tag um die Mittagszeit in der Klinik melden. Am 5. war das Treffen mit dem Chirurgen vorgesehen. Von nun an gab es gar kein Zurück mehr. Von nun an war der Plan besiegelt. Das Gespräch mit Prof. Beyersdorf war sehr wohltuend für meinen Gemütszustand. Ich war erleichtert, dass er mein volles Vertrauen gewonnen hatte. Als die entscheidenden Tage näher rückten, begann ich wieder an die drei Prozent zu denken. Ich dachte: Wenn ich nun aber einer von den drei bin?

Mit diesem Gedanken hielt ich es dann doch für gut, Anca einen Brief zu hinterlassen, ihr meine minimalen Wünsche für den Fall mitzuteilen, dass das Ungewollte eintreten sollte. Ich sprach mit Sergio über den Brief und zeigte ihm, wo ich ihn hinlegen würde. Wenn es so weit kommen sollte, würde er Anca darauf hinweisen. Wegen der Bedeutung des Briefes gebe ich ihn hier und jetzt unverändert wieder. Ich verzichte lediglich auf das P. S. mit Namen und Telefonnummern für den Fall der Fälle ...

Liebe Anca,

ein Mönchspriester pinkelt hinter einem Busch. Eine Frau aus der Gemeinde sieht ihn und wundert sich: „Herrje, heiliger Vater? Habt ihr auch so etwas?!“ Und der Priester antwortet: „Weißt du, meine Liebe, für alle Fälle.“

Nun wappne auch ich mich, wie der heilige Vater, für alle Fälle.
Wenn das eintritt, was wir nicht wollen, dann:
Gib auf Dich acht, auf Deine Gesundheit.

- *Sage Sergio, dass ich ihn bitte, auf sich zu achten und auf Dich zu achten.*
- *Beerdigt mich ohne Pfarrer, ohne Grabkränze und ohne Ansprachen. Sergio soll einen tragbaren Musikplayer kaufen und für die, die teilnehmen wollen, einige Minuten Musik spielen. Er soll etwas aus der „Ode an die Freude“ oder aus der „Kleinen Nachtmusik“ wiedergeben.*
- *Wenn es möglich ist, sollt Ihr mich einäschern und die Urne mit der Asche irgendwo den Wellen der Donau anvertrauen. Wenn möglich in der Nähe der Quellen.*
- *Du sollst mir nicht nachweinen und mich nicht betrauern. Kleide und benimm Dich, als wäre nichts geschehen. Ich hatte ein schönes und ziemlich langes Leben. Ich habe meine Lebenserwartung überschritten, die ich als Zwölfjähriger festgesetzt hatte. Wenn ich gut nachdenke und mich an möglichst vieles erinnere, kann ich sagen, dass ich lange und durchaus schön gelebt habe. Meinen Beruf habe ich geliebt und leidenschaftlich ausgeübt. Ich habe meine Pflicht auch auf gesellschaftlicher Ebene ziemlich gut erfüllt – Familie im weiteren Sinne, Freunde, Gesellschaft, bürgerliche Pflichten usw. Zudem hatte ich Dich und hatte später auch Sergio so lange an meiner Seite. Was kann man sich Besseres wünschen.*

Und nun ...

- *Bei der Transilvania Bank habe ich einige Guthaben in Lei. Etwas über 10.000, das sind etwa 2.500 Euro. Ich habe auch Guthaben in Euro, etwas über 4.000. Dann habe ich noch US-Dollar, an die 1000.*
- *Für das Buch „Information und Kausalität", das demnächst erscheinen soll, setze Dich bitte mit Herrn Emil Pop in Verbindung, einem früheren Studenten, der jetzt hauptverantwortlich für die Buchredaktion ist.*
- *Wenn Du in Klausenburg vorbeikommst, kontaktiere Frau Sângeorzan – sie hat Dich seinerzeit für die Zeitschrift „Făclia" interviewt – und lass eine Internetseite für mich einrichten, auf der „Briefe über die Information" und „Information und Kausalität" zu finden sind.*
- *Wenn es so weit ist, ruf die Nummern an, die Du im P. S. findest.*

Ansonsten, in aller Liebe
Vati

Nachdem dieses Brieflein fertig war, zog ich am nächsten Tag wieder ins Herzzentrum, Abteilung für Chirurgie. An dem Nachmittag wurde ich noch nicht untersucht. Am folgenden Tag begannen sozusagen die letzten Vorbereitungen. Darunter noch eine Echokardiografie. Ich erhielt alle möglichen Medikamente. Gegen Mittag besuchte mich der Chirurg. Er gilt als der beste Herzchirurg in Deutschland und weltweit. Professor Beyersdorf wirkt imposant und gleichzeitig vertrauenerweckend. Er erklärte mir oder vielmehr Anca, die auch dabei war, dass die Operation ein Routineeingriff und das Risiko böser Überraschungen so gut wie ausgeschlossen sei. Wir trennten uns mit dem Beschluss, uns am nächsten Morgen in aller Frühe wiederzusehen, ich auf dem Operationstisch und er mit dem Skalpell zur Hand.

Am gleichen Mittwoch, dem 5. September, kam gegen fünf Uhr nachmittags auch der Anästhesist zu mir. Er war ebenfalls ein wichtiges Glied in der Kette der bevorstehenden Ereignisse. Er nahm eine eingehende Anamnese vor, in der ich mir alle Krankheiten in Erinnerung rufen musste, die ich je gehabt hatte, vor allem aber die bisher erlittenen operativen Eingriffe. Auch der Anästhesist hinterließ einen guten Eindruck. Nachdem ich meine Unterschrift auf die letzte Seite seiner Unterlagen gesetzt hatte, trennten wir uns ebenfalls mit dem Vorsatz, uns früh am nächsten Morgen wiederzusehen.

Gleich nachdem der Anästhesist gegangen war, kamen Anca und Sergio zu mir. Sie wollten mich vor der Operation noch einmal sehen. Während ich mit ihnen zusammen war, erschien ein weiterer Arzt, diesmal aus dem Team der Chirurgen, für eine weitere Anamnese. Es war ein junger Arzt mit Brille, dessen Hautfarbe an Länder des Mittelmeers oder Lateinamerikas erinnerte. Da ich kurz zuvor auf alle Fragen zur Anamnese geantwortet und auch den vierseitigen Anamnesebericht erhalten hatte, wollte ich die ganze Diskussion nicht gerne erneut aufrollen. Ich sagte ihm, welche Seiten ich erhalten, durchgearbeitet und auch unterschrieben habe. Ich sagte ihm, dass ich im Gespräch mit dem Professor bereits alle Fragen geklärt habe, einschließlich der möglichen Risiken.

Die Wahrheit ist, dass ich nicht besonders freundlich zu ihm war und er ziemlich verärgert wegging. Nachdem er weg war, meinte Sergio: „Opa, du hättest auch anders mit ihm reden können, er tut doch nur seine Pflicht. Wahrscheinlich glaubt er, du hättest ihn wegen seiner Hautfarbe abgewiesen. Du weißt doch, wie empfindlich diese Leute sind." Ich weiß nicht mehr, was ich darauf geantwortet habe, aber Sergio hatte sicherlich recht. Es tat mir leid, jemanden verärgert zu haben, ohne es zu wollen. Aber nun war es zu spät.

Erst als ich zu Bett ging, dachte ich ernsthaft über Sergios Bemerkung nach. Ich begann darüber nachzugrübeln, ob ich mir vielleicht gerade in dieser Zeit der Gefahr einen Gegner eingehandelt hatte, der dazu beitragen könnte, dass ich auf die drei Prozent zusteuerte. Dieser Gedanke ließ mich nur schwer, sehr schwer einschlafen. Ich beruhigte mich erst bei dem Gedanken, dass er am Morgen kommen würde, mich abzuholen – er hatte so etwas versprochen – und ich mich dann ausgiebig bei ihm entschuldigen würde.

Nachdem ich ziemlich mühsam eingeschlafen war, überkam mich ein Traum. Ein Traum mit vielen, vielen Resonanzen zu meinem Gemütszustand. Mir schien, als wäre ich – und das war ich ja auch – in einem Krankenhaus mit nicht allzu rosigen Aussichten. Ich war nicht in meinem tatsächlichen Zimmer, sondern in einem Zimmer im Erdgeschoss. Die Wand des Zimmers war aus Glas und ziemlich durchsichtig. Auf der anderen Seite der Glaswand versuchte jemand, zu mir zu gelangen. Er hatte eine Mönchskapuze auf dem Kopf und trug ein langes, schwarzes Gewand. Auf der Brust trug er ein großes Kreuz und er zeigte es mir, sooft er auf der Suche nach der Tür an mir vorbeiging. Ich machte ihm ein Zeichen zu verschwinden, wegzugehen, weil ich ihn nicht brauchte. Er setzte seine Suche fort. Als ich sah, dass er nicht abließ, stieg ich aus dem Bett, stampfte mit dem Fuß auf und rief ihm zu, dass ich ihn nicht hier haben wolle. Nach dieser Geste ging er weg und ich wachte auf.

Nachdem ich festgestellt hatte, dass alles nur ein Traum war, begann ich, meinen Traum zu deuten. Ich glaube nicht an Träume und habe nie daran geglaubt. Dieser Traum schien immerhin eine Verbindung zu meiner wirklichen Situation zu haben. In dieser Hinsicht bin ich geneigt, Freud recht zu geben, wenn er erklärt, dass aus Augenblicken einer weit oder sehr weit entfernten Vergangenheit, die in den tieferen Schichten des Unterbewusstseins abgelegt wurden, Träume emporschießen können, welche die Vergangenheit mit Situationen der Gegenwart verbinden. Aber lassen wir Freuds Traumdeutung beiseite und kehren zu meinem Traum zurück, zu seinem Widerhall im Umfeld meiner damaligen Spiritualität. In diesem Sinne betrifft die erste Gemütsverfassung, die zu betrachten und doppelt zu unterstreichen ist, mein Vertrauen in den Erfolg der Operation. Nach diesem Traum hatte ich mit jenen drei Prozent und der Befürchtung, dass jemand mir schaden könne, scheinbar nichts mehr zu tun. Ich dachte nach dem Traum: Wenn ich schon in der Lage war, das Kreuz zu bezwingen und die Beichte zu verweigern, werde ich diesmal auch den Tod bezwingen. Nach dem Traum sah ich alle Risiken, die ich eingegangen war, erfolgreich hinter mir. Mit dem vom Traum angeregten guten Maß an Optimismus versuchte ich wieder einzuschlafen. Bis zum Morgen war noch etwas Zeit.

Bevor ich erneut vom Schlaf übermannt wurde, wanderten meine Gedanken zu einigen Ideen, die ich nicht vergessen hatte. Ich erinnere mich zum Beispiel, dass ich mich nach der Rolle der Beichte im Allgemeinen und nach ihrer Rolle während des Sterbens fragte. In letzterer Hinsicht begann ich zu überlegen, ob die Beichte den Sterbenden tatsächlich ihren Tod erleichtern kann. Zumindest wird das behauptet, und es könnte einerseits vorkommen, dass es sich in manchen Fällen so verhält. Andererseits könnte man sagen und glauben, dass die Beichte den Vorgang des Sterbens auch stören kann. Das gesamte Beichtritual – Priester, Kreuz, geistliche Gewänder usw. – können dem Beichtenden nahelegen, dass er tatsächlich gar keine Chance mehr hat, zu überleben, dass er sich wirklich auf der Zielgeraden befindet. Diese Beichte kann dem Sterbenden auch das letzte Fünkchen Hoffnung nehmen, kann ihn sterben lassen, bevor er stirbt. Die Beichte kann den Tod zu einem vorhersagbaren Augenblick machen, dabei ist er unvorhersagbar und muss es auch bleiben. Ich persönlich glaube nicht, dass die Beichte auf dem Sterbebett einem den Tod erleichtern kann. Im Gegenteil, ich glaube, sie kann das Sterben erschweren.

Was die Beichte als Beichte betrifft, als Ritual der katholischen und orthodoxen Priester, ist sie in meinen Augen eine große und umständliche Dummheit. Wie soll man glauben, dass ein Priester die Macht haben könnte, Sünden zu beurteilen und zu vergeben? Wie soll man glauben, dass die „Heilige Kommunion" Leib und Blut des Herrn ist? Wie soll man glauben, dass man seine Sünden durch ein einfaches Gebet loswerden kann? Es ist keineswegs zufällig, dass Luther die Beichte aus den Ritualen der evangelischen Kirche entfernt hat. Es ist keineswegs zufällig, dass alle protestantischen und neuprotestantischen Bewegungen das Gleiche getan haben.

Was mich betrifft, habe ich meine Auseinandersetzung mit dem Gebot „Du sollst mindestens einmal im Jahr beichten, zu Ostern" bereits in den Anfangsjahren des Gymnasiums abgeschlossen. Schon damals erkannte ich, dass der ganze Schwindel der Beichte von den Kirchenvätern erfunden wurde, um den Priestern ein sehr subtiles Kontrollwerkzeug an die Hand zu geben. Die Kirche braucht keine Informanten; sie verfügt über die Beichte.

Andererseits muss ich zugeben, dass die Beichte in manchen Fällen auch einige positive Auswirkungen hat oder haben kann. Sie kann das Gewissen derer, die sie üben, von gewissen Spannungen befreien und einen gewissen Freiraum für weitere Sünden schaffen. Man könnte sagen, dass die Beichte ein Ablassventil für Verdrängtes ist oder sein kann, dass sie einige psychoanalytische Funktionen erfüllt oder erfüllen kann.

Ein weiterer Resonanzbereich meines Traums bestand darin, dass er mir ein weiteres Mal die Festigkeit meines Atheismus bestätigte. Das Verhalten im Traum, völlig befreit von der Zensur des Bewusstseins, zeigte mir, dass ich selbst in der Stunde des Todes nicht nachgegeben habe und nicht nachgebe. Selbst in der besonderen Situation, in der ich war, wurde ich nicht zum Parade-Ungläubigen, zum Opportunisten. Ich kam nicht in die Lage derer, die unter den Bedingungen des bewussten Lebens das eine glauben und das eine sagen und dann auf dem Totenbett etwas anderes tun.

Beim Nachdenken über diese konsequente Haltung erinnerte ich mich daran, was über Voltaire gesagt wird. Es wird behauptet, dieser große Geist der französischen Aufklärung habe, nachdem er sich zeitlebens als persönlicher Gegner Gottes bezeichnet hatte, auf dem Totenbett ausgerufen: „Du hast mich besiegt, Galiläer." Ich weiß nicht, wie wahr diese Erzählung ist, aber ich weiß, dass Pfarrer Crişan, der Religion unterrichtete und uns in der Schulkapelle täglich predigte, den Ausspruch Voltaires sehr oft anführte. Ich kann nicht recht glauben, dass der große Franzose ein Opportunist gewesen ist; dass er das eine sagte und das andere glaubte. Es kann jedoch sehr gut sein, dass er in die Kategorie derer geriet, die angesichts des nahenden Todes bereit sind, sich zum religiösen Glauben zu bekehren. In diesen Fällen wird nach der Regel geurteilt: falls es ihn nun aber trotz allem gibt. Wenn das immerhin möglich ist, sollte ich lieber beichten und mich mit dem Höchsten versöhnen. Offenbar bin ich nicht in eine solche Art des Denkens verfallen. Ich habe nicht nachgegeben, ich blieb fest auf der Seite der Idee, dass es keinen Gott und kein jenseitiges Leben gibt. Ich blieb, wenn man so sagen kann, im treuen Glauben an meine atheistischen Überzeugungen.

Diese Überzeugungen kommen von irgendwo aus weiter Ferne, sie kommen schon aus der Zeit meiner Kindheit. In jenen Zeiten habe ich begriffen, warum es in unserem Dorf drei Kirchen geben muss. Ich habe begriffen, dass der eine Gott mit jedem in seiner eigenen Sprache sprechen will. Jedoch konnte ich nie begreifen, wieso Jesus zweimal gestorben und auferstanden ist. Zuerst für die Sachsen und Ungarn und dann, nach einer Woche, für uns Rumänen. [Anm. d. Übers.: Karfreitag und Ostern fallen in der orthodoxen Kirche meist auf ein anderes Datum als in der katholischen und evangelischen Kirche.] Nach dieser Beobachtung sagte ich mir, dass mit dem, was in der Kirche gesagt wurde, etwas nicht in Ordnung sein konnte. Diese anfänglichen Zweifel setzten sich in der Beurteilung der wirtschaftlichen und sozialen Ungleichheit fort, die im Leben unseres Dorfes zu beobachten war. Wenn ich sah, unter welchen Bedingungen die Sinti und Roma am Rand des Dorfes lebten, wenn ich ihre Kinder im Winter barfuß umherlaufen sah, wollte ich Gott vorwerfen, dass er nicht für sie sorgte. Ich wollte sowohl seine Allmacht als auch seine Güte infrage stellen. Später an der Schule in Blaj gab es eine Zeit, in der ich mich dem Gedanken näherte, dass es Gott geben müsse und dass er aus moralischen Gründen notwendig sei. Ich sagte mir, er müsse Quelle und Garant der Moral sein. Mit Gott im Sinn, sagte ich mir, werden die Leute sicherlich etwas besser.

Die völlige und endgültige Trennung vom gesamten Arsenal religiöser Ideen und Empfindungen vollzog sich in den späteren Schuljahren, als wir mit der Apologetik begannen, also mit jenem Teil unserer religiösen Ausbildung, der sich in der rationalen Begründung oder Argumentation der Idee versuchte, dass Gott existiert. In jenen Religionsstunden und im Lehrbuch fand ich kein einziges Argument, das mich überzeugt und meine früheren Zweifel ausgeräumt hätte. Da überzeugten mich weder die sogenannten ontologischen oder metaphysischen Argumente – bezüglich der ersten Ursache oder der Frage der Zielbestimmung – noch jene mit geschichtlichem Hintergrund – basierend auf der Annahme, dass es die Religion gibt, seit es den Menschen gibt – und auch nicht das sogenannte psychologische Argument, also die Behauptung, die religiösen Ideen und Empfindungen seien angeboren. Nach der inneren „Schlacht", die ich gegen alle diese Argumente führte, verließ ich die Schule in Blaj als überzeugter Atheist. Seit dieser Zeit war meine Abrechnung mit den religiösen Ideen und den Handlungen, die damit verbunden sind – Gebete, Niederknien, Beichten usw. – abgeschlossen.

In der Nacht mit dem Traum kam mir nicht die gesamte Vorgeschichte meines Atheismus in den Sinn. Jedoch wurde mir bewusst, dass dieser Atheismus nicht konjunkturbedingt ist, sondern solide, und dass ich dank dieser Festigkeit demjenigen nicht nachgegeben habe, der mir das Kreuz zeigte und wohl auf eine Beichte setzte. Aber während meine Gedanken vom Traum zur Beichte und von der Beichte zu meinem Atheismus flogen, schlief ich ein. Bis zum Morgen waren es noch einige Stunden hin. Am Morgen erwartete mich das Skalpell.

3. Die Operation und die Zeit danach

Am Morgen, es war ein Donnerstag, hatte ich mir kaum die Zähne geputzt und mein Gesicht gewaschen, als zwei Krankenschwestern mich abholten. Sie baten mich, den Schlafanzug abzulegen und das lange Krankenhaushemd anzuziehen. Danach brachten sie mich ohne jede weitere Diskussion mitsamt Bett in den Operationssaal. Ich war etwas unzufrieden, weil der Arzt nicht wie versprochen zur Anamnese erschienen war und weil ich keine Gelegenheit gehabt hatte, mich mit ihm zu versöhnen. Aber ich hatte die Ermutigung aus dem Traum im Sinn und betrachtete meine Unhöflichkeit ihm gegenüber nicht als allzu großes Problem.

Im Operationssaal erwarteten mich zwei weitere Krankenschwestern. Ich sah nirgendwo einen Arzt, weder den Chirurgen noch den Anästhesisten. Während ich mich noch umsah, legte eine der Schwestern mir schon eine Maske aufs Gesicht und wies mich an, möglichst normal zu atmen. Ich verstand, dass es sich um den ersten Vorgang im Ritual der Anästhesie handelte. Schnell fiel ich in den für die Anästhesie benötigten Schlaf.

Wie lange die Operation dauerte, weiß ich nicht, ich fragte auch nicht danach. Als ich erwachte, waren Anca und Sergio bei mir. Ich soll sie gefragt haben: „War das alles, habe ich es schon hinter mir?" Anca sagte mir, alles sei normal verlaufen und sie glaube, dass es auch weiterhin so bleibe. Das Kurioseste am Tag der Operation war, dass ich nach jeder Portion Schlaf fragte: „Ist heute Freitag?" Ich wollte hören, dass ich den Tag der Operation überstanden hatte. Diese Frage wiederholte ich einige Male. Zuletzt fragte ich: „Aber wann kommt der Freitag?" Man antwortete mir, das sei in etwa zwei Stunden. Also waren wir noch am Donnerstag.

Am nächsten Tag, nach Abklingen der Narkosewirkung, begannen die Schmerzen der postoperativen Phase. Trotz aller Tropfen gegen Schmerzen tat mir der gesamte Brustbereich weh, der Ort des Eingriffs. Obwohl ursprünglich davon die Rede gewesen war, dass ich mit den modernsten Verfahren operiert würde, kam es schließlich doch zu einem „klassischen" Zugang. Nachdem festgestellt wurde, dass meine Lunge an der Pleura klebte und keinen seitlichen Zugang zum Herzen ermöglichte, wurde der Zugang von vorn eröffnet, mit einem etwa 20 Zentimeter langen Schnitt. Danach wurde die eigentliche Einpflanzung der Klappe laparoskopisch vorgenommen. Der vordere Schnitt schmerzte nun ziemlich stark. Ich fühlte ihn bei jedem Versuch, etwas tiefer einzuatmen. Von den Schmerzen, die mich überkamen, wenn ich meinen Husten nicht unterdrücken konnte oder versuchte, mich aufzurichten, will ich gar nicht erst sprechen. Die Schmerzen kamen mir vor wie Höllenqualen, obwohl ich nie an eine Hölle geglaubt habe. Allzu viele Tropfen gegen die Schmerzen und für einen guten Schlaf erhielt ich nicht, damit ich nicht etwa aus Wohlbefinden oder Schläfrigkeit eine unerlaubte Bewegung machen würde. Vor allem der operierte Bereich musste davor geschützt werden.

Am schlimmsten war zu Beginn, dass ich kaum fünf- bis sechsmal normal atmen konnte, ohne ein „kh, kh" auszustoßen. Und dies „kh, kh" machte mir ziemlich schwer zu schaffen. Trotz aller Schmerzen überstand ich die ersten beiden Tage gut. Selbstverständlich wurde ich ständig von allen möglichen Geräten überwacht und nochmals überwacht. Durch einige Drähte war ich mit dem eigentlichen Monitor verbunden, der für Puls, Blutdruck und Sauerstoffversorgung des Gehirns zuständig war. Wenn die Sauerstoffwerte nicht bei Hundert oder in der Nähe lagen, schalteten sich gleich die Sauerstoffquellen ein, vor allem die Atemmaske. Und das geschah ziemlich oft, obwohl die beiden Plastikschläuche, so wie man es in Filmen sieht, die ganze Zeit über in meiner Nase waren. Durch ein

Katheter war ich ständig mit dem Gefäß verbunden, in dem mein Urin gesammelt wurde. Die Urinmenge wurde rigoros gemessen und mit der Wassermenge verglichen, die in mich eingeführt wurde. Letztendlich war die Schlacht ums Wasser bedeutender und dauerte länger als in anderen Bereichen. Zum Glück waren meine Nieren der Aufgabe hinreichend gewachsen. Außer all diesen Geräten gab es auch noch die Vorrichtung, durch die ich Antibiotika erhielt.

Dass die Entwicklung in die richtige Richtung ging, konnte ich am besten an der Anzahl von Atemzügen zwischen den beiden „kh" erkennen. Waren es in den ersten beiden Tagen, wie schon erwähnt, nur etwa fünf bis sechs Atemzüge, kam ich am dritten Tag schon auf über zwanzig. Die Atemzüge und Unterbrechungen waren ein sehr genauer und objektiver Parameter zur quantitativen Bewertung meiner Besserung. Nach einiger Zeit, ich glaube es war bereits am vierten Tag, spürte ich, dass es mir nicht mehr besser ging, dass ich öfter „kh" machte und wieder bei fünf bis sechs Atemzügen angekommen war. Inzwischen kam Anca zu mir. Ich sagte ihr, dass ich mich nicht gut fühlte, dass es mir schlechter als am ersten Tag und schlechter als am Vortag gehe. Sie versuchte, mit den Ärzten der Abteilung zu klären, worum es sich handelte. Diese, einschließlich der Oberarzt, versicherten ihr, alles sei in Ordnung, alles entwickele sich normal. Anca ließ nicht locker. Sie nahm ihr Handy und rief Prof. Beyersdorf an. Dieser ließ mich sofort auf die Intensivstation bringen, um zu sehen, was los war. Dort erwartete mich der Kardiologe, Prof. Neumann, persönlich. Ich erhielt gleich eine Echokardiografie, die zeigte, dass mein armes Herz sich abmühte, ankämpfte gegen eine Flüssigkeitslache, die es umgab. Sofort stellte sich die Frage, was zu tun sei. Es gab zwei Alternativen: mich zu öffnen und die Flüssigkeit abzutupfen oder die Absaugung durch eine Punktion zu versuchen. Die Entscheidung fiel für die Punktion.

Nach einer solchen Entscheidung folgte eine erneute Narkose. Ich weiß nicht genau, wie ich behandelt wurde, aber ich erwachte mit einem „Kabel" neben mir, einem Katheter, der von einer Stelle irgendwo in der Herzgegend zu einem Plastikbeutel am Bettrand führte. Dieser Katheter sollte das Blut, das mein Herz umgab, abfließen lassen. Ich verbrachte auch die Nacht mit dem Katheter. Morgens bemerkte ich, wie eine Schwester von meinem Bettrand einen ziemlich vollen Beutel wegnahm. Er enthielt eine rötliche Flüssigkeit, die offenbar aus mir abgeflossen war. Nach der Punktion und dem erfolgreichen Einsatz des Katheters begann ich mich besser zu fühlen, ich spürte, dass ich wieder auf dem Weg der Genesung war. Das Keuchen wurde wieder seltener.

Nachdem ich mich von all diesen Ereignissen einigermaßen erholt hatte, begann ich mich zu fragen, woher und wieso am vierten Tag nach der Operation eine solche Verschlechterung eintreten konnte. Ich begann wieder an den Arzt mit Brille zu denken und wieder ein schlechtes Gewissen zu haben. Zwischen Realität und Traum war die Grenze unscharf … Jedenfalls weiß ich sicher, dass ich an einem bestimmten Punkt die anwesende Schwester sagen hörte: „Mein Gott! Der Blutdruck ist nur 85! Warum? Habe ich etwas falsch gemacht?“ Wie sie dann versuchte, meinen Blutdruck zu normalisieren, weiß ich nicht. Ich konnte sie nicht fragen. Sie war kurz vor dem Schichtwechsel und ging gleich darauf nach Hause. Da ich am nächsten Tag auf die Intensivstation gebracht wurde, hatte ich keine Gelegenheit, sie wiederzusehen. Was ich weiß, ist, dass ich mich am nächsten Tag schlechter fühlte und, wie bereits erwähnt, auf die Intensivstation gelangte. Dort wurde ich noch genauer überwacht. Eine Schwester ließ mich und die Geräte nicht aus den Augen.

Da ich diese Schwester schon erwähnt habe, muss ich etwas erzählen, was nicht ganz belanglos ist. Die Schwester war ein sehr liebes und hübsches Fräulein. Sie hatte schöne Augen und eher blondes als braunes Haar. Sie hieß Daniela, war verheiratet und hatte noch keine Kinder. Sie war sehr gutherzig und besonders tüchtig. Am zweiten Tag auf der Intensivstation brachte sie mir ein Gläschen mit einer Art Saft oder Nektar und bat mich, es zu leeren, da es mir guttun würde. Etwa eine Stunde nachdem ich den Inhalt getrunken hatte, suchte mich ein Durchfall heim, der es in sich hatte. Als ich merkte, was los war, drückte ich sofort den Knopf der birnenförmigen Handbedienung. Die Schwester kam ziemlich schnell, aber sie musste erst den benötigten Stuhl holen, der nicht gleich zur Hand war. Bevor der Toilettenstuhl gebracht werden konnte, war der Drang schon nicht mehr aufzuhalten und ich machte ins Bett. Als ich ihr dies sagte, erklärte sie mir, das sei kein Problem, ich solle alles rauslassen. Ich wollte vor Scham im Boden versinken. Sie beruhigte mich und sagte mir, dass ich nicht der Einzige sei, dem auf der Intensivstation so etwas passierte. Nachdem ich fertig war, trennte sie mich von den Geräten, half mir aus dem Bett und brachte mich ins Bad, um mich zu waschen. Sie wusch mich mit warmem Wasser wie ein Kind. Dann gab sie mir einen Waschlappen, damit ich meine Vorderseite reinigen konnte. Nach der ganzen Waschung wurde ich dann auf den zu spät gebrachten Stuhl gesetzt. Ich saß wie ein Kind mit den Händen vorm Gesicht und sagte: „Wie ich mich schäme! Wie ich mich schäme!" Sie tat ihr Bestes, um mich zu trösten, und sagte mir wie selbstverständlich: „Das macht doch nichts", und „Das ist mein Beruf".

Während sie mich nach Kräften beruhigte, bezog sie mein Bett neu. Sie steckte alles in einen Sack, um es wegzuwerfen. Nachdem das Bett frisch bezogen war, gab sie mir auch ein neues Nachthemd und legte mich wieder hin. Als ich wieder im sauberen Bett war, überkamen mich alle möglichen Gedanken. Einer davon drängte sich in den Vordergrund: Wie könnte ich mich dieser schönen und fleißigen Deutschen gegenüber erkenntlich zeigen? Was könnte ich ihr geben? Was könnte ich ihr sagen? Da ich im Nachttisch einen 50-Euro-Schein hatte, kam mir die Idee, ihn ihr anzubieten. Ich teilte ihr meine Absicht mit und hielt ihr den Schein hin. Sie entgegnete, das käme gar nicht infrage, Anca habe ihr bereits 30 Euro für die Gemeinschaftskasse gegeben. Ich bestand darauf und erklärte ihr, dies sei als ihr persönliches Taschengeld gedacht. Davon wollte sie nichts hören. Als ich darauf bestand, blieb sie am Fußende des Bettes stehen, hob mahnend den Zeigefinger und sagte: „Aber, Herr Professor Irimie, das ist verboten!" Als ich sie sah und hörte, hätte ich am liebsten ihren mahnenden Zeigefinger geküsst und sie herzlich umarmt. Sie wies mich an, das Geld zurück in die Schublade zu legen, sie würde es nicht annehmen.

In Deutschland nehmen Krankenschwestern etwas Kleingeld von Patienten an, aber nur für eine Art gemeinsames Sparschwein, eine Kaffeekasse für die kurzen Arbeitspausen. So etwas wie einen Briefumschlag zum Mitnehmen oder einen Geldbetrag für den Arzt habe ich hier nicht angetroffen und auch nicht davon gehört. So etwas ist nicht üblich. Nachdem das ganze Gespräch beendet war, wurde ich nachdenklich. Ich überlegte, dass dieses Kind (für mich war sie so etwas) mich eines Besseren belehrt hatte. Wie komme ich, Professor und über 80-jährig, dazu, sie zur Übertretung einer Regel zu ermuntern?! Sie anzuregen, etwas zu tun, das verboten ist?! Für sie war meine Haltung nicht nachvollziehbar. Darum erlaubte sie sich, mir den erhobenen Zeigefinger zu zeigen.

Genau genommen ist Danielas Geste nur ein Molekül im Ozean der Korrektheit, durch die sich der Deutsche als Deutscher auszeichnet. Manche belächeln diese Korrektheit oder machen sogar Witze darüber. Sie ist jedoch eine großartige Sache. Wo die Korrektheit vorherrscht, finden Korruption, Lüge, Ungesetzlichkeit wenig Platz. Es ist wahrscheinlich der Korrektheit zu verdanken, dass die Autobahnen in Deutschland so gut aussehen. Wahrscheinlich ist es auch auf die Korrektheit zurückzuführen, dass deutsche Autos so beliebt sind. Sicherlich entspringt auch die sprichwörtliche Pünktlichkeit der Deutschen der Korrektheit. Wenn er an eine Aufgabe herangeht, denkt der Deutsche zuerst an die Regeln und Gesetze zu ihrer Erledigung und nicht etwa an die Möglichkeiten, Regel und Gesetz auszuhebeln. Ich will damit nicht sagen, dass es in Deutschland keine Abweichungen von diesen allgemeinen Merkmalen gäbe. Aber die Abweichungen sind Ausnahmen. Die Regel ist die Befolgung der Regel.

Wenn ich in dieser Hinsicht meine Gedanken nach Rumänien schweifen lasse, möchte ich fast schreiben, dass das, was in Deutschland die Regel ist, bei uns zur Ausnahme wird. Wahrscheinlich ist bei uns dieses „anders“ als in Deutschland der Grund, weshalb die spärlichen Straßen und Autobahnen nach jedem Schnee repariert werden müssen, und wahrscheinlich fließt ebenfalls wegen diesem „anders" bei uns so viel Aufwand in den Umgang mit großen und kleinen Gesten der Korruption. Hinsichtlich dieser großen und kleinen Unterschiede im gemeinschaftlichen Verhalten lässt sich mit ziemlicher Sicherheit sagen, dass der großartige *kategorische Imperativ* nicht zufällig auf dem Boden des deutschen Gemeinschaftsgeistes entstanden ist und nicht anderswo. Wie wir wissen, entsprang er aus dem Geist und der Feder des großen Kant. Vielleicht habe ich die Episode mit Daniela etwas ausführlich erläutert. Ich hatte aber den Eindruck, dass ihr Zeigefinger diese Ausführlichkeit verdient. Seine Bedeutung geht weit über den Ort und Augenblick hinaus, als er sich mir so warmherzig und mahnend entgegenstellte.

Einen Tag nach diesem Ereignis wurde ich von der Intensivstation in ein Nachbarzimmer verlegt, wo Daniela leider nicht mehr auftauchte. Ich war in der Obhut anderer Frauen und Fräulein, die ebenfalls aufmerksam, ebenfalls fleißig waren. Bei diesem Umzug nahm ich so gut wie alles mit, was mich auf der Intensivstation begleitet hatte. Ich behielt alle Überwachungsgeräte und Heilverfahren – Medikamente, Spritzen, Sauerstoff usw. Nur vom Harnkatheter wurde ich befreit. Stattdessen erhielt ich das, was bei uns „Ente" genannt wird. Diese war an einem Halter am Bettrand so befestigt, dass ich sie möglichst leicht erreichen konnte.

Anzumerken ist auch, dass ich alle Schmerzen mitnahm. Der operierte Bereich schmerzte, sobald ich etwas tiefer einzuatmen versuchte, sobald ich mich ins Sitzen aufzurichten versuchte, sobald ich meine Rückenlage etwas zu ändern versuchte. Ans Umdrehen oder an eine Seitenlage war noch gar nicht zu denken. Bis ich anders als in Rückenlage schlafen konnte, lag noch ein weiter Weg vor mir. Trotzdem nahm ich beim Umzug von der Intensivstation auch ein Fünkchen Hoffnung mit. Ich trug die Hoffnung auf Besserung im Gepäck. Nun war ich scheinbar etwas sicherer, dass jeder Tag eine kleine Verbesserung mit sich bringen würde. Ich sah in jedem Tag einen Schritt in Richtung Freiburg und im weiteren Verlauf in Richtung Klausenburg, in Richtung Rumänien.

Die Hoffnung, von nun an nur noch eine Entwicklung zum Besseren zu erleben, wurde durch die Ereignisse einer der folgenden Nächte getrübt. Als ich das Licht einschaltete, um nach der Uhr zu sehen, stellte ich fest, dass ich in einer Blutlache geschlafen hatte. Nicht nur mein Brustverband war blutgetränkt, sondern auch das Hemd, das Laken, das Kissen, die Decke. Ich bekam einen gehörigen Schrecken und schellte gleich nach der Schwester. Ich zeigte ihr, was passiert war. Als Erstes nahm sie mir den Verband ab. Als sie die Wunde sah, begann sie mich zu beruhigen und mir zu erklären, dass es nichts Schlimmes sei, dass alles noch relativ harmlos aussehe. Sie wusch und desinfizierte den Wundbereich, gab mir ein frisches Hemd und half mir auf einen Stuhl. Mitten in der Nacht bezog sie mein Bett neu.

Wieder im Bett, begann ich im Gedächtnis nach Gründen für die unerwartete Blutung zu suchen. Ich dachte zum Beispiel, ich hätte vielleicht am Vorabend eine doppelte Portion Schmerztropfen und vielleicht auch etwas mehr Schlafmittel erhalten. Betäubt von der Wirkung könnte ich mich im Schlaf irgendwie hin- und hergewälzt haben, ohne auf die Wunde zu achten. Die gequetschte Wunde hatte dann wohl zu bluten begonnen. Da ich mich jedoch subjektiv nicht schlechter fühlte, überließ ich mich erneut dem Schlaf. Am Morgen überprüfte auch der Arzt den Zustand meiner Wunde und versicherte, es sei alles in Ordnung. In einer solchen Situation komme so etwas schon mal vor.

Im Nebenzimmer der Intensivstation tauchte ein neues Behandlungselement auf: die Bewegungstherapie. Jeden Tag erschien etwa um zehn Uhr eine der Physiotherapeutinnen und klopfte auf meinen Rücken, bis ich etwas von dem, was sich in meinen Bronchien angesammelt hatte, heraushusten konnte. Wenn so etwas zum Vorschein kam, freute ich mich und sie freuten sich auch. Es war ein Zeichen der Wirksamkeit ihrer Behandlung. Ebenfalls unter ihrer Aufsicht inhalierte ich jeweils etwa fünf bis zehn Minuten. Ich musste durch den Mund so einatmen, dass im Inhalationsgerät ein Pingpongball umhertanzte. Beim Einatmen sollte der Ball möglichst hoch steigen.

Die gleichen Therapeutinnen hatten auch die Aufgabe, mir aus dem Bett zu helfen und mich zu beaufsichtigen, während ich die ersten Schritte durchs Zimmer und den ersten Spaziergang auf den Flur unternahm. Um mir die Bewegungen im Bett – aufrichten, aufstehen usw. – zu erleichtern und die Schmerzen zu lindern, brachte mir die erste Bewegungstherapeutin ein doppeltes Band aus ziemlich reißfestem Stoff. Nachdem sie eine Schlaufe am Fußende des Bettes befestigt hatte, führte sie das Band über die Bettdecke und legte das andere Ende um meine Hand. Sie riet mir, das Band stets in Reichweite zu haben, da es mir sehr nützlich sein könne. Jedes Mal, wenn ich das Band zu Hilfe nahm, solle ich es mit beiden Händen anpacken, niemals nur mit einer Hand. Ich muss ehrlich zugeben, dass dieses banale Zugband sich als sehr wertvoll herausstellte. Ich habe es oft und sehr wirksam verwendet.

Mit der Unterstützung der Ärzte, der Medikamente, der Krankenschwestern und des Zugbandes fühlte ich, wie sich nach und nach etwas auf dem Weg meiner Genesung änderte. Ich erinnere mich an die Freude, die ich verspürte, als ich begann, selbstständig ins Bad zu gehen, als ich die Schwester morgens nur noch bat, meine Verbindungen zu den Geräten zu trennen. Ich erinnere mich an das Erfolgserlebnis, als ich ohne Bewegungstherapeutin über den Flur spazieren konnte. Ich freute mich enorm, als ich mit den anderen am Tisch essen konnte und nicht nur im Bett wie die Kranken.

Mit der Zeit begann ich bei der Morgenvisite auf die Frage „Na, wie geht es Ihnen heute?" zu antworten: „Viel besser." Vorher hatte ich etliche Tage nur „ein bisschen besser" sagen können. Der Unterschied zwischen „*viel* besser" und „*ein bisschen* besser" war für mich ein großer Fortschritt. So oft habe ich „ein bisschen besser" und „viel besser" gesagt, dass ich mich schließlich fragte: Wie viele „besser" wären wohl nötig, um das umfassende Gefühl des Wohlergehens zu sichern? Die Frage habe ich mir gestellt, aber eine Antwort konnte ich mir nicht geben. Die Frage als solche blieb rhetorisch.

Wenn ich einigermaßen unverkrampft über die soeben erwähnte Lebensphase nachdenke, deren kleine und große Freuden ich aufgezeigt habe, könnte ich sagen, dass ich damals trotz aller sichtbaren äußeren Umstände wirklich glückliche Tage und Augenblicke erlebt habe. Die kleinen Freuden von damals waren sehr große Freuden, ich könnte sagen, Freuden an den Grenzen zur Seligkeit. Eigentlich sind die Erlebnisse der Freude und der Seligkeit so eng verbunden, dass man leicht von den einen in die anderen übergehen kann. Unter den damaligen Umständen waren meine großen Freuden Augenblicke echter Glückseligkeit. Es war die Seligkeit der Entwicklung in die Gesundheit, die Seligkeit der Annäherung an normale Lebensverhältnisse. Unter bestimmten Umständen können die kleinsten Dinge so groß erscheinen! Unter den Bedingungen der Wüste kann eine Handvoll Wasser so viel ausmachen wie ein Klumpen Gold.

Nach einigen Zeichen der Entwicklung zum Besseren stellte sich die Frage meines Umzugs aus dem Nebenzimmer der Intensivstation in die Abteilung alltäglicherer Patienten. So kam es, dass eines schönen Morgens eine nette und sehr hübsche Schwester namens Katharina mich mitsamt Bett in den sechsten Stock fuhr, wo sich die Abteilung des Klinikleiters Prof. Neumann befand. Dieses Stockwerk und die Abteilung waren mir bereits ziemlich gut bekannt. Ich kannte sie aus der Zeit der ersten Untersuchungen und der Indikation zur Operation. In der Abteilung kannten mich die Ärzte, Assistenten, Schwestern bereits. Als Assistent, bei uns könnte man es Wundarzt nennen, arbeitete ein sympathischer kleiner Türke, der auch einige rumänische Sätze kannte. Die hatte er von einer Jugendliebe gelernt, einer Geliebten, die er beinahe geheiratet hätte. Aber es sollte anders kommen. Wahrscheinlich waren die Erinnerungen an die Jugend der Grund, dass er mir eine gewisse Sympathie entgegenbrachte.

Der Umzug aus dem Erdgeschoss in den sechsten Stock war nicht nur eine räumliche Veränderung. Es war der Wechsel von einer Therapieform zur anderen. Ich verzichtete auf die Verbindung zu allen möglichen Geräten – Überwachung, Sauerstoffzufuhr usw. Ich verzichtete auf alle Abhängigkeiten von der Hilfe der Schwestern beim Aufstehen und Hinlegen. Im Zimmer 608 fühlte ich mich als freier Mensch, der jederzeit sein Bett verlassen und auf eigene Faust zu einem kleinen Spaziergang auf dem Flur aufbrechen konnte. Bis zu Spaziergängen ins Freie und von längerer Dauer war es noch eine Weile hin.

Ich bekam nur die leichtere Behandlung, die Medikation mit allen möglichen Tabletten, die morgens, mittags und abends einzunehmen waren. Von den Geräten behielt ich nur den Halter, an dem morgens und abends das Fläschchen mit Antibiotika befestigt wurde. Blutdruck und Puls wurden nur zweimal täglich gemessen, ebenso die Temperatur. In diesem Zusammenhang ist anzumerken, dass ich während meines ganzen Aufenthalts im Krankenhaus niemals Fieber hatte. In meine neue Bleibe im sechsten Stock nahm ich auch die Krankengymnastik und die Atemübungen mit. Auf jeden Fall war alles, was den Lebensstil und die Behandlungen betraf, viel leichter zu ertragen. In dieser Abteilung gab es eine andere Atmosphäre des Krankseins und ein anderes Lebensgefühl.

Trotz alldem hatten die Ärzte, was das Kranksein betraf, noch mit einigen Wasserresten in der Herz- und Lungengegend zu kämpfen. Die Schlacht der Medikamente gegen dieses Wasser war das Hauptproblem. Außerdem mussten auch die Blutwerte verfolgt werden. Vor allem der Blutgerinnungskoeffizient, also der INR-Wert. Wahrscheinlich aufgrund der vielen Medikamente spielten die Basiswerte der Leberfunktion verrückt und bewegten sich nach oben. Im Verlauf der hier nur kurz angedeuteten Behandlungsschlachten wurde ich oft zur Echokardiografie gebracht und etwa ebenso oft zum Röntgen. Für die Untersuchungen wurden mir fast täglich zwei bis drei Ampullen Blut abgenommen und auf den Weg zum Labor gebracht.

Nach über einer Woche der Behandlung in der genannten Abteilung stellte sich die Frage der Beendung des Aufenthaltes. Einen Umzug nach Hause erlaubte mein Zustand noch nicht. Der Wechsel in eine Rehaklinik erschien als besser geeignet. Eine solche Klinik gab es auch in Krozingen, nicht weit vom Herzzentrum entfernt. Die Kliniken regelten untereinander alle Formalitäten des Umzugs. Sie organisierten auch das Nötige mit der Krankenversicherung und dem Transport. Und so ...

4. In der Reha

Und so kam es, dass ich eines schönen Morgens, drei Wochen nach der Operation, vom Herzzentrum zur Theresienklinik gebracht wurde. So hieß die Klinik, in die ich umzog. Es war eine Rehabilitationsklinik, die ausschließlich auf Kardiologie und Orthopädie spezialisiert war. Nach der Ankunft in der Theresienklinik und der Erledigung der Aufnahmeformalitäten nahm eine sehr schöne junge Dame mich in Empfang. Sie zog den Koffer mit meinen paar Habseligkeiten mit, nahm mich am Arm und führte mich in Abteilung 9, Zimmer 257. Das Zimmer hatte einen kleinen Flur. An der rechten Wand gab es einen kleinen Kleiderhaken. Links war eine Schiebetür zum Bad – Waschbecken, Dusche, WC. Nach der Ecke mit dem Bad folgte an der Wand des Bades ein ziemlich geräumiger Schrank, und danach kam ebenfalls auf der rechten Seite des Zimmers ein Bett mit Nachttisch. Auf dem Nachttisch gab es eine verschiebbare Bettlampe, ein Telefon und einen Rufknopf für die Schwester für den Fall der Fälle. Gegenüber dem Bett standen ein Tischchen und zwei Stühle. Über dem Tischchen war der Fernseher an der Wand befestigt. Vom Zimmer aus konnte man einen kleinen Balkon betreten, wo es einen Stuhl und ein Schränkchen mit zwei Fächern gab. Ich hatte das Zimmer kaum in Augenschein genommen, als auch schon eine schöne, dunkelhaarige und überaus nette Ärztin erschien. Sie war für die Anamnese gekommen. Diese war für ihre Akte notwendig. Als ich sie sah, merkte ich gleich, dass sie keine Deutsche war. Auch sie merkte, als sie mein gebrochenes Deutsch hörte, dass ich kein Deutscher war. Ich sagte ihr, woher ich komme, und sie erklärte mir, dass sie vor dem Kosovokrieg geflohen war. Diese Tatsache, also der Austausch über unsere Herkunft, brachte uns einander näher. Sie sagte mir, dass sie beantragen werde, für mich sorgen zu dürfen, obwohl sie nicht für die Abteilung zuständig sei. Wir verstanden uns sehr, sehr gut. Sie sorgte für mich mit aller Fachkenntnis und Herzenswärme.

Von ihr erhielt ich auch die ersten Hinweise zum Ablauf in der Theresienklinik. Hier war fast alles anders als im Herzzentrum. Man wurde nicht mehr von einer Schwester besucht, weder morgens noch abends. Zur Blutabnahme und Medikamentenausgabe musste man ins Schwesternzimmer gehen. Jeden Abend fand man an der Tür ein Blatt, auf dem mitgeteilt wurde, was man am folgenden Tag zu tun hatte. Über weitere Änderungen wurde man durch das Wochenprogramm benachrichtigt, das in dem Postfach mit der eigenen Zimmernummer hinterlegt war. Am Ende des Gesprächs mit der hübschen Kosovarin wurde ich gefragt, ob ich die Mahlzeiten in der Abteilung oder im großen Speisesaal einnehmen wolle. Ich entschied, zumindest für den Anfang in der Abteilung zu essen. Entsprechend wurde ich in einen kleinen Saal geführt, wo es nur vier kleine Tische gab. Hier speisten die Patienten der Abteilung, die nicht die Kraft hatten, hinunter in den großen Speisesaal zu gehen. Im kleinen Speisezimmer gab es auch einen Kühlschrank und eine Ecke, wo man sich einen Tee oder einen Kaffee zubereiten konnte.

An den ersten beiden Tagen wurde ich auf den Wegen von einer Behandlung zur nächsten von der Schönen begleitet, die mich in Empfang genommen und zum Zimmer begleitet hatte. Wie auf ihrem Namensschild zu lesen war, hieß sie ebenfalls Katharina. Nachdem ich alle Wege erkundet hatte, bewegte ich mich bis zum Ende des Aufenthaltes ohne Begleitung.

Fast täglich musste ich zur Gymnastik gehen, wo wir in einer Gruppe von sechs bis sieben Personen unter Anleitung einer Trainerin einige äußerst einfache Übungen ausführten. Es ging vor allem um Übungen zur Bewegungskoordination von Armen und Beinen. Ebenfalls täglich war eine Behandlung im Thermalbad angesagt. Zur Verbesserung der Blutzirkulation sollte ich an einem Tag meine

Hände, am anderen meine Füße etwa zehn bis fünfzehn Minuten in warmes Wasser halten. Die angenehmste Behandlung war die Wassermassage. Von einer jungen Frau wurde man auf eine mit Wasser gefüllte Gummimatratze gelegt. Auf Knopfdruck erzeugte ein Mechanismus dann Wellen über Wellen. Die bewegten sich vom Kopf- zum Fußende und massierten dabei alle Muskeln, die sie berührten. Nach etwa einer Woche, in der es mir immer besser ging, kamen auch die Behandlung am Fahrradtrainer sowie leichte Spaziergänge in der Gruppe durch den Klinikpark hinzu. Der Park war nicht nur ziemlich groß, sondern auch sehr schön. Ich vergaß zu erwähnen, dass ich von Anfang an täglich den Inhalationsraum aufsuchte, wo ich vor einem Gerät, das alle möglichen Messungen vornahm, mit dem Mund durch ein Rohr tief einatmen und normal durch die Nase ausatmen musste.

Das medizinische Problem, mit dem sich die Mannschaft der Theresienklinik besonders ernsthaft auseinandersetzen musste, war die Dosierung des Gerinnungshemmers Marcumar. Dafür wurde mir etwa alle zwei Tage Blut abgenommen. Wenn der INR-Test einen Wert zwischen zwei und drei anzeigte, war alles gut. Fiel der Wert unter zwei, wurde meine Marcumar-Dosis sofort erhöht und ich erhielt auch noch eine Spritze in den Bauch. Trat ein Wert über drei auf, wurde die Dosis heruntergesetzt oder die Behandlung für ein bis zwei Tage unterbrochen.

Ein weiteres medizinisches Problem, das in der Theresienklinik zu bewältigen war, betraf die Senkung der Leberwerte bis zur Annäherung an normale Werte. Wie ich schon geschrieben habe, waren wohl einige dieser Werte wegen der vielen unterschiedlichen Medikamente gewaltig aus dem Gleichgewicht geraten. Da die INR-Werte immer wieder oszillierten und die Leberwerte nicht wirklich sinken wollten, wurde in den ersten beiden Wochen in der Reha die Frage meiner Rhythmusstörungen gar nicht erst gestellt. Bis dahin war noch etwas Zeit nötig. Um diese Zeit zur Verfügung zu haben, schlugen mir der Klinikchef Prof. Dr. Jost und Kalica, die Ärztin aus dem Kosovo, eine Verlängerung des einmonatigen Aufenthaltes um eine Woche vor. Man sagte mir, um alle notwendigen Formalitäten würde sich gekümmert. Es musste nämlich auch mit der Krankenversicherung gesprochen werden. Wenn die Verlängerung bewilligt würde, hieß es, dann würden sie eine Behandlung des Herzflimmerns in Angriff nehmen. „Mit ein bisschen Glück", sagte mir Prof. Jost, „können wir die Probleme vielleicht allein mit Medikamenten lösen." Wenn nicht, das erfuhr ich bereits jetzt, würde ich ins Herzzentrum zurückkehren müssen, um Elektroschocks zu erhalten. In der Reha war eine solche Behandlung nicht verfügbar.

Das Glück hatte ich aber nicht. Also erhielt ich nach genau fünf Wochen der Rehabilitation anstatt der Papiere für die Überstellung in die häusliche Versorgung die Empfehlung zur Rückkehr in die Klinik, aus der ich gekommen war. Die Rückkehr wurde durch die Verständigung zwischen den beiden Kliniken in die Wege geleitet. Und so fand ich mich erneut im sechsten Stock wieder. Hier suchte mich der Dozent auf, der für Herzrhythmusstörungen zuständig war. Er erklärte mir, er werde am nächsten Tag eine neue Katheteruntersuchung machen lassen, und wenn alles in Ordnung sei, würde er mir auch die Schocks verabreichen. Dafür, so wurde ich vorgewarnt, sei eine erneute Vollnarkose nötig. Es war die vierte.

An die Schocks habe ich keine Erinnerung. Ich weiß noch, dass ich beim Erwachen zuallererst meinen Puls überprüfte. Er hatte einen völlig anderen Rhythmus. Mein Herz schlug Tick-Tack, Tick-Tack und nicht Tick-Tick-Tack wie davor. Am folgenden Tag wurde ich früh am Morgen zum EKG gebracht, um die Beseitigung der Rhythmusstörungen besser beobachten zu können. Nachdem schriftlich bestätigt war – nämlich durch die Schrift des Messgerätes –, dass alles anders war als vorher, nachdem auch der Arzt sich über den Erfolg seiner Schocks gefreut hatte, folgten die Formalitäten zum Verlassen der Klinik.

Beim letzten Gespräch mit dem Arzt, der mir die Schocks verabreicht hatte, fragte ich ihn, wie ich mich im täglichen Leben zu verhalten habe, was ich tun dürfe und was eher nicht. Er sagte mir, nichts Menschliches sei mir verboten, jedoch solle alles mit Maß geschehen.

Als ich diese Antwort hörte, fragte ich ihn weiter: „Richtig, richtig, aber was soll das Maß bedeuten?“ Auf diese erneute Frage hin wandte sich der Dozent zum Abteilungsarzt und meinte: „Schau mal, ein wirkliches philosophisches Problem.“ Nach diesem kurzen und entspannten Wortwechsel reichten wir einander die Hand und ich bat darum, ihn umarmen und ihm danken zu dürfen.

Eine halbe Stunde nach diesem Abschied erhielt ich die ärztlichen Unterlagen und rief Anca an. Diesmal bat ich sie, mich nach Freiburg zu bringen, so schnell das Auto fahren konnte. Es war mehr als zwei Monate her, seit das gleiche Auto mich zur Operation gebracht hatte, und mehr als vier Monate, seit ich in Klausenburg ins Krankenhaus gebracht worden war und gemeinsam mit den Ärzten den Kampf gegen meine schwere Mitralinsuffizienz aufgenommen hatte. Eine ziemlich lange Zeit in Kliniken, aber ... so musste es wohl sein.

5. Stimmungen oder Gedanken und noch mehr Gedanken

5.1. Über die Menschen, die mir nahe sind

Auf allen bisherigen Seiten habe ich lediglich Ereignisse beschrieben. Ich habe Momente und längere Phasen der Krankheit und der Auseinandersetzung mit der Krankheit aufgezeigt. Bei der Darlegung der Tatsachen habe ich mir nur sehr selten erlaubt, das Geschehene zu beurteilen. Ich habe den Eindruck, dass das nur in zwei Fällen vorgekommen ist: Im ersten Fall habe ich den Traum gedeutet und im zweiten Fall über Danielas erhobenen Zeigefinger gestaunt. Ansonsten ging es ums Beschreiben, Erzählen und Schildern; eine Art Memoiren.

Im nun Folgenden, fast bis zum Ende dieses Bandes, geht es um etwas anderes. Es geht um bedeutende Perspektivwechsel. War bisher von Etappen, Tagen und Orten die Rede, wird im Folgenden von der Einschätzung all dieser Dinge aus einer globalen Perspektive die Rede sein. Alle Situationen, die bisher äußerst konkret angesprochen wurden, werden nun aus einiger Entfernung betrachtet, um sie besser wahrnehmen und bewerten zu können. Habe ich mich bisher vorzugsweise auf relativ äußerliche Dinge und Situationen bezogen, so wird auf den folgenden Seiten wesentlich von Momenten und Verläufen meines Innenlebens die Rede sein. Es wird darum gehen, was mir durch den Kopf ging, um die eigentliche Welt meiner Erkenntnisse und Standpunkte. In allem bisher Erzählten habe ich von äußerst persönlich geprägten Verläufen und Momenten berichtet. Alles Erzählte bezog sich nur auf mich, nur auf *meine* Krankheit. Im

Folgenden wird von vielen Betrachtungen zu meiner Krankheit als Krankheit eines beliebigen Menschen, als Krankheit mit allgemein menschlichen Merkmalen die Rede sein. Indem ich die Schmerzen meiner Krankheit durchlebte, habe ich sicherlich viele der Schmerzen all jener durchlebt, die am Herzen operiert werden oder irgendeinen anderen chirurgischen Eingriff erfahren. Operationen als solche sind etwas anderes, als wenn man Tabletten schluckt oder Spritzen verabreicht bekommt. Sie wecken subjektive Resonanzen einer anderen Art. Nach dieser ersten, knappen Einordnung habe ich den Eindruck, dass ich mich nun auf den Weg begeben kann.

Auf diesem Weg ist das Erste, was ich thematisieren möchte, die Haltung meiner Tochter Anca, ihr Verhalten. Ich muss diesem makellos weißen Blatt gestehen, dass Anca alle Erwartungen übertroffen hat. Bereits vor dem Ausbruch meiner Krankheit erreichte ihr Verhalten ein hohes Niveau. Nun jedoch ging dieses Niveau, wie sich mein Enkel Sergio als Dreijähriger ausdrückte, „bis jenseits des Unendlichen". Ich muss bestätigen, dass ich ihre Gegenwart täglich fühlte, dass sie täglich 50 Kilometer zurücklegte, um mich zu sehen und sich um mich zu kümmern. Ich muss noch einmal anerkennen, was ich an anderer Stelle nur angedeutet habe: Wenn sie nicht an einem bestimmten Punkt der Entwicklung eingegriffen hätte, so wäre ich nicht mehr dazu gekommen, diese Zeilen zu schreiben. Es ist mit höchster Wahrscheinlichkeit anzunehmen, dass sie mir das Leben gerettet hat. Dank ihr habe ich, wenn ich auch nicht genau sagen kann um wie viel, meine Begegnung mit dem Nichts aufgeschoben.

Auch Sergio war an meiner Seite. Er bestand darauf, sowohl vor als auch gleich nach der Operation bei mir zu sein. Dafür schob er seine Abreise nach München auf. Und selbst als er in München war, spürte ich seine Gegenwart. Ich spürte, dass er zu mir hält. Mein Schwiegersohn Radu war zwar weiter entfernt, dennoch spürte ich auch seine Gegenwart. Zweimal nahm er sich Zeit, den weiten Weg zurückzulegen, um an meinem Bett zu sein. Von den Bekannten aus Wuppertal besuchte mich zweimal die schöne Carla.

Wenn ich schon bei den Menschen bin, deren Anteilnahme ich verspürte, sollte ich meine lebenslangen Freunde, die Familie Semeniuc, erwähnen, Vanea und Mia. Nicht weit von ihnen entfernt wären die Familien Schiau, Bubu und Soruca. Die einen wie die anderen haben sehr oft angerufen, um sich nach dem Erfolg der Operation und dem Verlauf meiner Genesung zu erkundigen.

Im gleichen Zusammenhang möchte ich drei junge Damen nicht vergessen, die meine Gedanken begleiteten und deren fürsorgliche Gedanken ich ebenfalls wahrgenommen habe. Den ersten Platz unter ihnen besetzt Fräulein „V", über die ich in meinen *Erinnerungen (Aduceri aminte)* bereits ausführlich geschrieben habe. Was ich damals schrieb, behält seine Gültigkeit. So kam es, dass es mir in den Tagen der Kämpfe mit meinen Heimsuchungen nicht gleichgültig war, wie sie zu mir stand. So kam es wohl auch, dass sie mich ziemlich oft anrief, um sich nach der Entwicklung meiner Gesundheit und vor allem nach der Entwicklung meiner Gemütsverfassung zu erkundigen. Wenn sie aus dem Klang meiner Stimme heraushörte, dass etwas nicht wirklich in Ordnung war, sagte sie zu mir: „Hab ein bisschen Geduld, du wirst es überstehen. Du bist in guten Händen, also ..."

In ihrer Art, mit mir zu sprechen, hätte ich gerne etwas mehr Wärme erfahren. Ich wollte, sie hätte mich etwas zärtlicher gefragt: „Und heute, mein Lieber, wie geht es dir? Wie hast du heute Nacht geschlafen? Was hast du noch geträumt? Bewegst du dich etwas besser als gestern?" usw. All dies war für sie wahrscheinlich schon in der Geste des Anrufs enthalten. Aber so ist sie eben. So war sie schon früher, so ist sie immer noch. Korrekt, aufrichtig, gutmütig, ehrlich, aber – darüber hinaus – Naturwissenschaftlerin. Sie kann alle Gartenblumen bestimmen, aber sie kann nicht recht mit den Blüten des Lebens umgehen. Mit Kleinigkeiten, mit Überraschungen, mit Nichtigkeiten. Mit den Nichtigkeiten, die groß darin sind, das Leben schöner zu machen. Wie es scheint, hat sie nicht gelernt, dass große und schöne Gefühle nicht nur durch die großen Gesten des Lebens ausgedrückt werden, sondern vor allem durch Kleinigkeiten. Der französische Schriftsteller Andreé Marlaux hätte sie wohl „Zärtlichkeiten" genannt. Das Leben besteht nicht nur aus den großen und ernsten Dingen der Prosa, sondern auch aus denen, die uns von der Prosa zur Lyrik und von da aus manchmal zum Unsinn führen. Aber genug davon! Genug von „V". Nur noch das Fazit: Was in ihren Anrufen letztendlich rüberkam, bekam mir sehr gut. Ich fühlte ihre Nähe. Ich habe mir und ihr gesagt, dass ihre Anrufe wie ein wahres Arzneimittel wirkten. Einen solchen therapeutischen Wert hatte auch die Glückwunschkarte, die sie mir zum Namenstag schickte. Mit ihren Glückwünschen schien sie sich selbst zu übertreffen.

Nahe, nahe, ziemlich nahe war mir auch Vali. In allem, was sie mir am Telefon sagte, verspürte ich die Wärme einer sehr guten Nachbarschaft. Bei ihr war ich es, der anrief. Um zu fragen, wie es ihr gehe, ob sie gesund sei, was es Neues gebe in der Wohnung, im Hochhaus, in Klausenburg. Nachdem ich etwas zu Kräften gekommen war, fragte ich sie auch, was für Neuigkeiten es im Land gebe. Sie antwortete knapp und beendete das Thema mit sanfter Stimme: „Ionica, lass nur sein, schone dein Herz."

Die wärmste Stimme in den Telefongesprächen gehörte wohl Any. Obwohl ihre Anrufe seltener waren, fühlte ich auch ihre Gegenwart in meiner Nähe. Meine Gedanken gingen auch zu ihr in meinen schlaflosen Nächten. Ich hatte sie vor Augen, wie sie an mich dachte, wie sie etwas aus meinen Büchern las, vielleicht auch aus meinen Gedichten. Fromm, wie ich sie kannte, sah ich sie zur Kirche gehen und für mich beten. Obwohl sie wusste, dass ich keinen Wert auf Kniefälle und Gebete lege, tat sie ihre Pflicht. Eher eine Pflicht vor sich selbst als vor mir. So war sie mit sich im Reinen und spürte, dass sie etwas für mich tat.

Während der Klinikaufenthalte rief Any mich nicht an. Sie kannte die Rufnummern nicht. Nachdem ich nach Hause kam, rief sie mich ab und zu an, um zu fragen, wie es um meine Genesung bestellt sei. Ab und zu rief auch ich sie an. In allen unseren Gesprächen gab es ihre warmherzige Bitte: „Gib gut auf dich acht." Nach einiger Zeit flossen auch politische Diskussionen in unsere Gespräche ein. In dieser Hinsicht sind unsere Standpunkte fast identisch. Wir lieben und hassen die gleichen Gestalten. Wir hassen beide die Haltung des Präsidenten Băsescu, wir hassen sein ganzes politisches System. Manchmal driftete das Gespräch ab und kam zu den Quarkknödeln. Irgendwo zu Beginn dieser Aufzeichnungen habe ich davon berichtet, wie ich die Einladung zum Quarkknödelessen absagen musste. Wenn ich später über meine Genesung sprach, erhielt ich die Antwort: „Wir werden sehen." Und so habe ich gesehen, was ich gesehen habe, und die Quarkknödel wurden nicht mehr gegessen.

Wenn ich auf diesen Seiten über die Menschen spreche, deren Nähe ich in dieser Lebensphase gespürt habe, sollte ich vielleicht auch über die Mitglieder meiner Herkunftsfamilie sprechen, Brüder und Schwestern. Iosif, der in Târgu Mureş wohnt, rief mich gleich an, als er von der bevorstehenden Operation erfuhr. Ich freute mich, da er nicht oft zu telefonieren pflegte. Nach der Operation rief ich ihn an. Er freute sich, dass ich den heikelsten Moment gut überstanden hatte. Auch für mich war es ein gutes Gefühl, mit ihm gesprochen zu haben. Nun habe ich diesen Ansprechpartner nicht mehr. Es tut mir leid, dass ich ihn auf seinem letzten Weg nicht begleiten konnte. Aber es hat wohl so kommen sollen.

Meine Angehörigen aus Buia, Rica und Nicu, wussten mit dem Thema Herzoperation nicht viel anzufangen. Rica erschrak, als sie von der Operation hörte, während Nicu kaum darauf reagierte. Als ich ihn anrief, um ihm mitzuteilen, dass ich die große Prüfung gut überstanden habe, fragte er: „Welche Operation?" Nachdem ich ihm erklärte, worum es ging, meinte er: „Ja, ja, ich glaube, Mili hat mir etwas davon erzählt." Diejenige, die sich die meisten Sorgen machte und am Tag der Operation zur Kirche ging, um für mich zu beten, war Mărioara. Sie war und ist am teilnahmsvollsten von allen, wenn es um die Familie geht. Eine große Enttäuschung erlebte ich mit Lena. Sie rief mich nur einmal an, vor der Operation. Nachdem sie erfuhr, dass ich das Ereignis gut überstanden hatte, hat sie mich offenbar vergessen.

Wenn ich eine dritte Reihe der Nahestehenden einbeziehen wollte, würde ich zu einer Liste gelangen, die ich kaum vollständig würdigen könnte. Es geht um Freunde, Bekannte und ehemalige Studenten, die sich – direkt oder über Anca – nach dem Verlauf meiner Genesung erkundigt haben. Ich denke zum Beispiel an Dan Vlăduţiu und seine hübsche Cristina, an Carmen Barabaş, an Viorica Pamfil, an Gloria Mustaţă, an Otilia Croitoru und viele andere.

Nach der Aufzählung derjenigen, die sich aus der Ferne telefonisch nach dem Verlauf meiner Genesung erkundigt haben, möchte ich auch die nicht vergessen, die persönlich an meiner Seite waren. Es geht um meine Lieben aus Freiburg, die sich Zeit freigemacht haben, um an mein Bett zu kommen, mir herzliche Gefühle und schöne Worte der Ermunterung schenkten. Es geht um Schwester Victoria und ihren guten Freund Peter. Nachdem ich mit der Reha begann, besuchten sie mich fast täglich. Schwester Victoria brachte mir jedes Mal etwas zum Lesen mit, obwohl ich sie regelmäßig daran erinnerte, dass es dafür noch zu früh sei. Sie brachte mir auch leckere Süßigkeiten mit. Oft nahmen die beiden den Weg von Freiburg nach Bad Krozingen auf sich, nur damit ich das Bett für einen kleinen Spaziergang verließ.

Hier möchte ich auch die herzensgute Frau Ritz erwähnen.

Nicht aus Freiburg, sondern aus München erfuhr ich den Zuspruch der besonderen Freundschaft von Toni und Ernestine. Als ich in München war, nahmen sie mich wie einen Bruder auf, und das gute Verhältnis besteht bis heute.

Allen, die ich hier erwähnt habe, und auch allen, die ich unter „und viele andere" eingeschlossen habe, danke ich von Herzen.

5.2. Zum Thema Schmerz

Wenn ich nach diesen Dankesworten einen weiteren Schritt versuche, um wie angekündigt eine tiefere Analyse vorzunehmen, so kann ich nicht über das Phänomen des Schmerzes hinweggehen. Die Schmerzen waren die alles beherrschende Dominante dieser Zeit, vor allem in der postoperativen Phase.

Wie die Operation verlaufen ist, weiß ich nicht. Die Schmerzen wurden durch die Narkose unterdrückt. Sobald jedoch die Stunden der Narkose vorbei waren, begannen die Schmerzen. Wenn ich ruhig blieb, mit den Händen auf der Brust, als würde ich den Tod erwarten, dann tat nichts weh. Sobald ich tiefer einatmete oder mich in irgendeiner Weise bewegte, hatte ich ziemlich starke Schmerzen. Und das trotz aller Tropfen „gegen Schmerzen". Die Schmerzen schienen die Tropfen zu ignorieren und machten, was sie wollten. Die ganze Situation bewegte mich dazu, den Schmerz als Schmerz an sich zu betrachten. Ihn als psychologische Erscheinung und dann auch als ein Phänomen zu betrachten, das vielfache und ziemlich komplexe philosophische Resonanzen erzeugen kann.

Streng psychologisch gesehen sind Schmerzen eine Art Empfindung. Eine besondere Art von Empfindung, die auftritt, wenn bestimmte äußere Faktoren die körperlichen Sensoren nicht einfach nur berühren, sondern sie verletzen. Als wollten sie sie zerstören, lahmlegen. Dadurch gehören Schmerzen zu den stärksten Sinneswahrnehmungen, die alle anderen Arten der sinnlichen Wahrnehmung an den Rand drängen. Es zählt nicht mehr, was man sieht oder hört, es zählt nur der Schmerz als solcher, nur der Schmerz als zentrale psychische Erscheinung, als Dominante der Befindlichkeit. Unter diesem Blickwinkel könnte man der Psychologie vorwerfen, dass in dem Kapitel zu den Sinneswahrnehmungen der Schmerz ziemlich knapp abgehandelt wird. Man wird auf den Diskussionsbereich der Interozeptoren verwiesen, und das war's dann.

Als psychologisches Phänomen ist der Schmerz ein äußerst persönliches Etwas. Er lässt sich mit niemandem teilen und kann auch mit niemandem eine Partnerschaft eingehen. Man kann jemanden dazu einladen, gemeinsam die Schönheit eines Sonnenuntergangs zu betrachten oder eine andere ansprechende Landschaft, aber man kann nicht zu gemeinsamem Schmerz einladen. Wenn so etwas möglich wäre, bin ich sicher, dass alle Mütter der Welt ihrem Kind einen Teil seiner Schmerzen abnehmen würden. Der Import oder Export körperlicher Schmerzen ist gewissermaßen eine absolute Unmöglichkeit.

Ebenfalls aus psychologischer Sicht kann man relativ problemlos feststellen, dass der Schmerz als solcher, als subjektive Befindlichkeit, dem Gedanken und der Wahrnehmung des Todes sehr nahesteht. Es gibt keinen Krankenhausschmerz, der nicht auf die Bewegung ins Nichts hinweist. Tatsächlich sind die Schmerzen als solche Ausdruck einer bestimmten Krankheit, und die Krankheit als solche ist ihrem inneren Wesen nach eine Entfernung von der Grundbedingung des Lebens, vom Zustand der Gesundheit. Durch die Nähe zur Idee und Wahrnehmung des Todes eröffnen Schmerz und Krankheit, als Ganzes betrachtet, direkt eine große und komplexe philosophische Problematik: das Verhältnis zwischen Leben und Tod.

Im Spiel dieser Wechselbeziehung nimmt der Schmerz eine widersprüchliche Rolle ein. Einerseits ist er ein Zeichen des Lebens – solange wir Schmerzen haben, sind wir noch da –, andererseits jedoch ist er ein Verbündeter des Todes. Man könnte sagen, dass der Schmerz zwei Herren dient. Als Bestandteil der Krankheit macht er beim Spiel des Todes mit, während sein Noch-vorhanden-Sein ihn zu einem Moment des Lebens, des Bewusstseins und Gewissens macht. Insofern Schmerzen auf der Seite der Krankheit und dadurch auf der Seite des Todes stehen, wünschen wir uns, es gäbe sie nicht. Insofern sie jedoch ein großes Zeichen des Lebens sind, müssen wir froh sein, sie zu haben. Zu Recht pflegen ältere Menschen zu sagen: Wenn du morgens aufwachst und es tut nichts weh, dann bist du tot.

Abgesehen von der Art, in welcher der Schmerz die Beurteilung des Verhältnisses zwischen Leben und Tod beeinflussen kann, kann das Sterben auch direkt auf die Beurteilung des Verhältnisses zwischen Materie und Geist einwirken. Je nach Betrachtungswinkel wird hier das Verhältnis zwischen physisch und psychisch, Natur und Kultur usw. angesprochen. Dass es sich dabei um große philosophische Fragestellungen handelt, ist unzweifelhaft. In vielen philosophischen Orientierungen wird denn auch davon ausgegangen, dass die Frage des Verhältnisses zwischen Materialität und Idealität die Grundfrage philosophischen Nachdenkens darstellt. Es wird gesagt, dass es hier um die tiefste Spaltung innerhalb der Klasse der großen

Spaltungen im Innersten des Seins schlechthin geht. Wir haben es hier mit der Einheit der Einheiten und dem Gegensatz der Gegensätze zu tun. Ebenso wird behauptet und argumentiert, dass von der Bestimmung und Beurteilung des Materie-Geist-Verhältnisses die Bestimmung und Beurteilung aller anderen Fragestellungen des philosophischen Denkens abhängt.

Die große Frage des Materie-Geist-Verhältnisses bereitet schon Kindern Kopfzerbrechen. Das Kind fragt die Mutter: „Mutter, was ist Materie?" Und die Mutter antwortet: „Das, was nicht Geist ist." – „Und was ist Geist?", fragt das Kind weiter. „Das, was nicht Materie ist", antwortet die Mutter. Wirklich oder unwirklich – dieser Minidialog spiegelt die ganze Tiefe der Gegensätze zwischen Materialität und Idealität wider. Aber was kann der Schmerz zur Beurteilung dieser Tiefen beitragen? Wie könnte er oder seine Betrachtung eine Rolle bei der Erarbeitung wesentlicher Aussagen über Materie und Psyche spielen?

In diesen beiden Fragen können sehr viele Bezüge zum Schmerz angeführt werden. Sie können zum Beispiel besser als jeglicher Verweis auf andere Empfindungen oder Gruppen von Empfindungen die Macht der Materialität bezeugen. Nirgendwo sind die Beziehungen zwischen Materie und Geist enger verflochten als im Fall des Schmerzes. Hier, kann man sagen, zeigt die Materie ihre Überlegenheit. Wir würden wünschen, wir würden sehr stark wünschen, dass es den Schmerz oder die Schmerzen nicht gäbe, und es gibt sie dennoch. Auf die alleroffensichtlichste Art entziehen sie sich unserem Willen. Vor ihnen erweist sich der Wille des Leidenden auf unmittelbare Weise als völlig machtlos. Im Erleben des Schmerzes sind wir stärker und eher der Materialität unterworfen als der Idealität.

Gleichzeitig können wir anhand der gleichen Art Empfindungen, also der Schmerzgefühle, sehr wohl und sehr überzeugend auch die Macht des Geistes verfolgen. Diesmal jedoch nur auf indirekte Weise in dem Sinn, dass viele Produkte der Ideenschöpfung sich auf die Linderung oder Beseitigung des Schmerzes auswirken. Hier kommt die gesamte Medizin ins Spiel und alles, was sie erreichen kann. Es kommen alle Formen des Kampfes um die Gesundheit ins Spiel. Eigentlich und letztlich tritt das gesamte Feld unserer geistigen Schöpfung zwangsläufig in diesen Kampf ein. Das gesamte Feld der schöpferischen Ideen und dann auch der Erschaffung von Gegenständen sollte zur Sicherung der notwendigen Bedingungen für unsere leibliche Existenz führen. Im Rahmen dieser Existenz wiederum ist und bleibt die allererste Bedingung und der allerwichtigste Hintergrund die Gesundheit.

Trotz aller Unterschiede haben Kliniken alle eine Gemeinsamkeit: Was sie verbindet, ist, dass ihr Innenleben der Bekämpfung der Krankheit dient. Dass die Kliniken, ob groß oder klein, wahre Produktionsstätten der Gesundheit sind. In diesen Werken ist der Rohstoff das körperliche Leiden. Das Ergebnis ist die Zunahme an Gesundheit. In der Erarbeitung dieses Ergebnisses sind die Haupthelden die Ärzte. In ihren weißen Kitteln bekämpfen sie die Krankheit, sie lindern die Leiden, sie erhöhen die Lebenserwartung derer, die ihre Patienten sind. Sie erhalten eine wesentliche Unterstützung durch eine komplexe Apparatur und nicht weniger komplexe und ausgereifte Arzneimittel. Zusätzlich kommt seine Hoheit, der Patient, ins Spiel. Alles, was Klinik heißt, ist für ihn da. Der Arzt ist und bleibt die wichtigste „Spielfigur" des Systems, denn er veranlasst und harmonisiert das Zusammenspiel von Apparaten, Arzneimitteln und Patient in einer solchen Art, dass schließlich der Patient die Pforte der Klinik in einem besseren Gesundheitszustand wieder verlässt. Gesünder oder weniger leidend als zu der Zeit, als er eingeliefert wurde. Seine Hoheit, der Patient, ist der komplizierteste Bestandteil des Systems. So kompliziert, weil jeder Patient seine biologischen, psychischen und sozialen Eigenheiten in die Klinik mitbringt. Jeder mit seiner Anamnese.

Im Bereich der Eigenheiten sorgt die Psyche für die meisten Komplikationen. Die Idee der Krankheit und die klinische Atmosphäre verändern sehr stark die Gedanken der Menschen in den Betten und auf den Fluren der Kliniken. Menschen, die in der Außenwelt optimistisch, sogar überaus optimistisch waren, werden in der Krankenhausluft zu Pessimisten. Manche, die sehr zuversichtlich und tatkräftig waren, werden teilnahmslos. Die aus psychologischer Sicht allerhäufigste Erscheinung ist, dass Kranke misstrauisch werden. Das Getuschel der Ärzte jagt ihnen Schrecken ein. Wenn ihnen das Fieber nicht mitgeteilt wird, sind sie besorgt. Änderungen in der Behandlung machen sie nachdenklich. Sie fragen sich sofort: Warum wohl? Weil es mir besser geht? Weil es mir schlechter geht? Sie kommen nicht zur Ruhe. Im Bett haben sie jede Menge Zeit, sich Fragen zu stellen, die sie nicht beantworten können.

Was mich betrifft, erhielt ich normalerweise Erklärungen zu Veränderungen in der Behandlung. Zum Beispiel wurde mir erklärt, warum ich jeden Morgen so viel Blut abgeben musste, warum so oft jeweils vier Röhrchen. Man erklärte mir, warum der INR-Wert, also der Blutgerinnungsfaktor, täglich gemessen werden musste. Je nachdem, wie dieser Wert ausfiel, musste ich und muss ich bis heute meine Marcumar-Dosis anpassen. Trotz all dieser Informationen kam es vor, dass auch ich misstrauisch wurde. Oft war mir das eine oder andere unklar. An diesen offenen Fragen waren wohl auch die Sprachgrenzen schuld. Ich verstand nicht alles, was um mich herum gesagt wurde.

Im Allgemeinen geht das Misstrauen Hand in Hand mit der Traurigkeit. In aller Regel haben die Kranken eine traurige Miene. Sie lachen nicht und erheitern sich nicht. Diese Besonderheit habe ich vor allem in der Theresienklinik bemerkt. Im Speisesaal zum Beispiel, wo sich über 200 Leute aufhielten, habe ich niemals ein Lachen oder einen Ausbruch der Freude gehört. Jeder ist mit seiner Krankheit und mit seinem Teller beschäftigt. In der Klinik gewinnt man den Eindruck, dass die Menschen vergessen haben, wie man lacht. Eine Art Traurigkeit sah auch Anca in meinen Augen und in meinem Gesicht. Oft sagte sie zu mir: „Schau mal, wie gut deine Befunde sind, schau, wie sehr sich deine Werte verbessert haben. Schau, du hast gar kein Fieber gehabt. Freu dich doch!“ Sollte man glauben, dass ich mich hätte freuen können?! Scheinbar wurde ich noch trauriger. Ich konnte mich nicht auf Befehl freuen und spontan passierte mir so etwas nicht.

Nicht weit von der Traurigkeit entfernt ist die Depression, jener Gemütszustand, in dem man kaum noch etwas sieht und kaum noch an etwas denkt, was über den heutigen Tag hinausgeht. Die Depression ist eine dauerhafte Traurigkeit, die tausend Gründe haben kann. Im vorliegenden Zusammenhang möchte ich mich auf ein paar Worte zu der Depression beschränken, die aus krankheitsbedingten Ursachen entspringt und bei der die Krankheit im Mittelpunkt steht. Die Besonderheit bei dieser Form ist, dass sich ihre Behandlung auf die Behandlung der zugrunde liegenden Krankheit beschränkt. Der Kranke weiß, dass die Krankheit die Art ist, in welcher der Tod in ihm, in seinem Körper „wirkt". In diesem Wirken sieht der Kranke den Zerfall all seiner Projekte, er sieht die Verfinsterung all seiner Wege in Richtung Zukunft. Von der rein persönlichen Aussicht her kann der krankheitsbedingt Depressive nicht mehr allzu sehr auf seine Lebenserwartung wetten, auf die Hoffnung, noch vielen neuen Tagen „Guten Morgen, neuer Tag" zu sagen. Das Krankenbett verfinstert deine Aussichten auf den morgigen Tag. Es lässt dich an Dinge denken, die du noch nicht erledigt hast. Unerledigt für dich, für die Familie, für den weiten Kreis der Bürgerschaft.

Die Depression, die von der Krankenhausatmosphäre hervorgerufen und unterhalten wird, führt auch zu wesentlichen Änderungen in der Lebensphilosophie. In der Philosophie der Weltsicht. Durch das Fenster einer Klinik sieht man die andere Welt, also die Welt da draußen, mit völlig anderen Augen. Durch so ein Fenster betrachtet, scheint selbst die Natur an Formen und Schönheit zu verlieren. Du siehst einen Sonnenaufgang und scheinst ihn gar nicht wahrzunehmen. Die Welt der Artgenossen kommt dir geradezu verrückt vor. Eine Welt, in der die Menschen hasten und rennen. Ruheloser als Ameisen um einen Ameisenhaufen. Sie hetzen mit Autos, mit Flugzeugen, mit Raketen. Sie jagen nach Nahrung, nach Häusern und noch mehr Häusern, nach Autos und noch mehr Autos. Sie jagen nach Geld und noch mehr Geld, nach Sex und noch mehr Sex. Sie hetzen durch Dörfer und Städte, durch Läden und Fabriken. Sie jagen nach Macht und immer mehr Macht. Der ganze Wirbel enthält ein Element des Wahnsinns. Und darum geht es, weil man das Wesentliche aus den Augen verliert – die Gesundheit. Sie wird irgendwo am Rand der Interessengebiete angesiedelt. Die Menschen rufen sie sich noch in sehr formeller Art in Erinnerung, wenn sie einander zu irgendeinem Anlass beglückwünschen. In weniger formeller Art erinnern sie sich erst wieder daran, wenn – Herr behüte – eine Krankheit über sie hereinbricht. Was beim Blick aus dem Klinikfenster auf die Außenwelt noch trauriger erscheint, ist die Tatsache, dass in dem ganzen Wahnsinn da draußen die unvergänglichen Werte ignoriert werden, auf einen zweitrangigen oder nachrangigen Platz verdrängt werden. Auf der Jagd nach Geld und noch mehr Geld, nach Macht und noch mehr Macht vergisst man die Liebe und die Wahrheit, das Gute und das Schöne, die Gerechtigkeit und die Fairness usw. Bei so viel Wirbel ums Haben bleibt keine Zeit mehr für das, was das Sein benötigt: etwas sein, jemand sein, ausgebildet sein, gebildet sein, gerecht sein, gut sein ... Mensch sein. Es erscheint sehr traurig, dass die Werte, die nur als Mittel dienen sollten – Geld, Güter –, nun den Rang ausschließlicher Ziele eingenommen haben. Die Außenwelt wirkt orientierungslos und auf den Kopf gestellt. Auf den Kopf gestellt ist das Verhältnis von wesentlich und unwesentlich, von Wirklichkeit und Illusion, von echt und unecht, von Mittel und Zweck.

Nach der Erfahrung der drei, vier Monate in der Klinik – sogar mehr als vier, wenn man die Zeit im Klausenburger Herzzentrum mit einbezieht – konnte ich nun Platons Höhlengleichnis besser verstehen. Ich begriff, wie leicht das Verhältnis zwischen den Dingen und den Vorstellungen über die Dinge, zwischen echt und unecht in der Welt der Gemütsverfassungen auf den Kopf gestellt werden kann. Da ich nun die Perspektivwechsel, die das Gleichnis enthält und sehr subtil befürwortet, etwas besser begriff, schien auch ich mich dem Gefühl anzunähern, dass das echte Leben drinnen ist, in der Klinik, in der Höhle, und nicht draußen. Hier fühlte ich mich scheinbar näher am Wesentlichen des Lebens. Aufgrund dieses Gefühls habe ich, wie ich meine, auf viele Dinge verzichtet, die eigentlich zur Außenwelt gehörten. Ich verzichtete zum Beispiel kategorisch aufs Lesen, Schreiben, Fernsehen. Als wollte ich gar nichts davon hören. Nachdem ich die Zeit auf der Intensivstation überstanden hatte, versuchte Anca immer wieder, mir die *Süddeutsche*, den *Spiegel* usw. schmackhaft zu machen. Ich lehnte jedes Mal kategorisch ab. Man brachte mir Bücher auf Deutsch, auf Rumänisch, aber ich wollte sie nicht einmal ansehen. Der Fernseher hing an der Wand vor mir, aber ich dachte nicht einmal daran, ihn einzuschalten. Ich lehnte alle genannten Ablenkungen ab, weil ich den Eindruck hatte, das Nichts oder die Decke zu betrachten sei etwas Wichtigeres als das Lesen oder Schreiben. Durch diese Blicke schien ich näher an mir selbst zu sein, an den Herzschlägen und dem Lauf der Gedanken. Ich hatte den Eindruck, meine Mitte zu verlieren, wenn ich Dinge tun sollte, die eindeutig zur Außenwelt gehörten.

Indem ich in der Welt blieb, die mir damals am nächsten war – die Welt der Klinik –, dachte ich mit geschlossenen oder offenen Augen nach und dachte nach und dachte immer weiter nach. Ich dachte über viele, viele Dinge nach, sowohl größere als auch kleinere. Ich dachte nach und ließ meinen Gedanken die Freiheit, sich so spontan wie irgend möglich zu bewegen. Wenn ich damals nachdachte, ohne vorher irgendwelche Themen festzulegen, so kann ich nun, da ich eine kleine Rückschau versuche, scheinbar einige Themen ausmachen, in deren Nähe meine Gedanken etwas länger verweilt haben. Von diesen Augenblicken des Verweilens soll im Folgenden die Rede sein.

5.3. Die Frage des Lebenssinns

An keinem anderen gesellschaftlichen Ort stellt sich die Frage nach dem Zweck oder dem *Sinn des Lebens* dringender als in einem Krankenhaus. All jene, die an einem solchen Ort leben und sich wie auch immer mit einer Krankheit herumschlagen, neigen scheinbar dazu, dem berühmt gewordenen Ausspruch von Albert Camus recht zu geben, der da lautet: *Es gibt nur ein einziges wirklich ernstes philosophisches Problem: ob das Leben wert ist, gelebt zu werden, oder nicht. Wie viele Dimensionen das Universum hat und wie viele Konzepte ein Bewusstsein hat, kommt erst danach.* Ich habe hier aus dem Gedächtnis zitiert, bin aber sicher, dass ich den Gedanken des großen Franzosen in keiner Weise verfälscht habe. Diesem Gedanken zufolge ist und bleibt die Frage des Lebenssinns philosophisch ausschlaggebend.

In früheren Zeiten habe ich am Lehrstuhl und zweimal auch schriftlich gegen diese spezifisch existenzialistische These polemisiert. Ich fand, dass in der Reihenfolge philosophischen Denkens eine Philosophie der Existenz als Existenz Vorrang haben müsse, danach eine Philosophie der Erkenntnis, und erst danach, erst gegen Ende, sollten die Fragen der Philosophie des Menschlichen genannt und theoretisiert werden. Ich vertrat damals die Auffassung, die philosophische Anthropologie, also die Philosophie des Menschen und der conditio humana, müsse einen bestimmten philosophischen Diskurs abschließen, anstatt dessen Grundlage zu bilden.

Heute, nach all den Gedanken, auf die ich in der Klinik gekommen bin, liegt es mir näher, Camus zu verstehen. Ich verstehe, wie akut die Frage des Lebens und seiner Sinngebung ist. Für die Menschen in den Kliniken ist tatsächlich das Thema des Lebenssinns nicht nur akut, sondern auch vorrangig. Unter dem Druck des Krankseins lässt das Interesse an Kategorien wie absolut und relativ, fließen oder nicht fließen, endlich oder unendlich, Materie oder Geist usw. drastisch nach. Ebenso lässt das Interesse an den Mechanismen der Erkenntnis, an deren Macht oder Ohnmacht nach. Zurück bleiben auf dem Feld der Auseinandersetzung die Fragen nach dem Lebenssinn: Woher komme ich und wohin könnte ich noch gehen? Oder was war ich, warum bin ich und warum möchte ich noch sein? Und dennoch, und dennoch: Die Fragen des Sinns und Zwecks können weder die einzigen noch die vorrangigen sein. Gerade um diese Fragen stellen und einigermaßen kohärente Antworten darauf finden zu können, müssen wir bereits einiges über die Philosophie der Dinge und die Philosophie der Ideen wissen. Erst danach können in der Ordnung des Philosophierens die Fragen der conditio humana an die Reihe kommen. Was könnte man denn zu Sinn und Zweck sagen, ohne etwas darüber zu wissen, was Kant als Sein betrachtete: *Was ist der Mensch? Was können wir wissen? Was sollen wir tun? Was dürfen wir hoffen?*

Jenseits aller Philosophie und allen Philosophierens setzt sich fast von selbst die Idee durch, dass der Sinn des Lebens *das Leben selbst* ist. Und dieser Sinn gilt fast schon instinktiv. Vor vielem anderen war es der Instinkt des Lebens, der mich zur Operation drängte. Der gleiche Instinkt brachte all jene in die Kliniken, die ich sah oder auch nicht sah. In seinem Geist sah ich in der Reha Dutzende, Hunderte Menschen auf der Jagd nach Gesundheit und noch mehr Gesundheit. Ich sah sie auf Krücken, im Rollstuhl oder zu Fuß von einer Behandlung zur nächsten hetzen. Aber warum denn diese Hastigkeit? Warum sind die Rehakliniken so voll? Warum wollen selbst diejenigen nicht endgültig gehen, die nur noch eine minimale Aussicht auf Fortbestand haben? Sie gehen nicht, weil nur Selbstmörder das Feld freiwillig räumen. Die Übrigen warten auf ihre Stunde. Aber sie erwarten sie nicht einfach, sondern kämpfen mit allen Kräften für deren Aufschiebung. Der Egoismus des Lebens ist schrecklich groß und schrecklich mächtig. *Wie spät der Tod auch kommt, es ist immer zu früh.*

Der Egoismus des Lebens führt dazu, dass – wie Camus feststellt – jeder alleine lebt und alleine stirbt. Tatsächlich kann niemand dir etwas von deinem Leben und deinem Tod wegnehmen. Jeder mit seinen Freuden und seinen Leiden, mit seinen Liebschaften und Lieblosigkeiten. Niemand kann für einen anderen leben oder sterben. Jeder trägt sein eigenes Kreuz. Der Mythos von Golgatha ist nicht nur ein Mythos. Er ist die Geschichte eines jeden Lebens. Es ist das Kreuz, das jeder sich selbst zusammenzimmert, sich auflädt und ganz für sich allein schultert.

Mit mehr oder weniger Philosophie wird über den Sinn des Lebens auf drei miteinander verbundenen Ebenen diskutiert. Die erste wäre die bereits skizzierte, die ich den Egoismus des Lebens oder die Freude des täglichen Erwachens genannt habe. So stark diese Stufe auch sein mag, sie bleibt niemals allein. Sie bedingt direkt die zweite Ebene und dann die dritte. Die zweite Ebene könnte man die familiäre Motivation nennen, das Bedürfnis, mit deinen Angehörigen zusammen zu sein. So schön es ist und zur Freude anregt, einen neuen Morgen begrüßen zu können, so ist es noch schöner und die Freude noch größer, wenn man nicht nur dem Morgen Guten Morgen und der Nacht Gute Nacht sagen kann, sondern auch den Menschen, die einen begleiten. Für mich ist der Tag erfüllt, wenn ich Anca und Sergio „Guten Morgen!" sage und wenn ich meinen Tag mit „Gute Nacht, Kinder!" abschließe. Ich habe die Operation akzeptiert und ertragen, was ich zu ertragen hatte, nicht nur um meine eigene Freude zu mehren, sondern auch ihre Freude.

Jenseits der zweiten Stufe oder darüber hinaus kommt die dritte zum Tragen. Diese könnte man die gesellschaftliche Motivation nennen. Hierzu gehört der Wunsch, mit Freunden zu sein, etwas für andere zu tun, vor allem auch etwas für die Bedürfnisse der Bürgerschaft zu tun. Selbst wenn das Spektrum dieser Wünsche ab einem bestimmten Alter drastisch eingeengt wird, so bleibt ihnen dennoch jederzeit ein gewisser Freiraum erhalten. Sei es auch nur, um die sozialen und politischen Entwicklungen der Zeit zu verfolgen. Was mich betrifft, hoffe ich darüber hinauszugehen. In den langen Stunden meines Aufenthalts in der Klinik flogen meine Gedanken, sobald ich auf dem Weg der Besserung war, sogleich zu allerhand Projekten. Vielleicht wieder mal Presseartikel zu schreiben oder auch, wenn die Gesundheit es ermöglicht, zumindest eines der drei Bücher zu schreiben, die mir durch den Kopf gingen. Vorerst jedoch scheint es zu früh, um allzu ernsthaft an so etwas zu denken. Als vage Bestrebung vielleicht schon, aber als direkte Umsetzung ...

5.4. Gedanken zur Bilanz

Wenn schon niemand auf dem Krankenbett sich den Gedanken über den Sinn des Lebens entziehen kann, so kann man auf dem gleichen Bett auch jenen Gedanken nicht entkommen, die in der Alltagssprache Bilanz genannt werden. Niemand entkommt Fragen wie: Was habe ich erreicht? Bleibt wohl etwas davon übrig? Habe ich alles richtig gemacht? Habe ich etwas zu bereuen? Wo habe ich wohl versagt? Wenn man auf Misserfolge stößt, möchte man sie sich erklären. Solchen Fragen konnte auch ich nicht entkommen. Sie nötigten mich, ziemlich ausdauernd im Buch meiner Erinnerung zu blättern. Ich beschäftigte mich immer mehr mit den Bereichen der Vergangenheit und ließ die zukünftigen weitgehend ruhen. Die gesamte allgemein menschliche Art, sich mit der Vergangenheit auseinanderzusetzen, scheint grundlegenden Positionen der existenzialistischen Philosophie zu widersprechen.

In der Anschauung Heideggers zum Beispiel hat der Mensch als Verkörperung des Daseins eine Vergangenheit, jedoch im Sinne einer „Gewesenheit", die keine große Rolle spielt. Für das Dasein ist die Vergangenheit ein bloß Vorhandenes, ein Etwas, das keine „Sorge", keine „Furcht", keine „Öffnung" voraussetzt. Sie ist ein abgeschlossenes Etwas, ein überwundenes Etwas. Sie kann nicht mehr Gegenstand der Tätigkeit sein. Das Dasein lebt nur im Projekt und kann nur darin authentisch gelebt werden, nur mit dem Blick des Lebens in die Zukunft. Es hat nur Perspektive, aber keine Retrospektive.

Ähnliches kann über Jean-Paul Sartres „Für sich" gesagt werden. Auch dieses hat kaum eine Vergangenheit. Die Vergangenheit ist nur ein „An sich", ein Etwas, für das wir nichts mehr tun können. Die Vergangenheit ist vergangen und basta. Bewusstsein und Freiheit des „Für sich" haben nur im Hinblick auf die Zukunft eine Wirkung. Diese ist und bleibt ein Gebiet, das immer wieder zu erobern ist. Sie ist das Gebiet, auf dem unsere „Verurteilung zur Freiheit" in all ihren Erscheinungen sichtbar werden kann.

Im Gegensatz zu solchen interessanten philosophischen Gedanken steht die Tatsache, dass der Mensch als solcher oft auch mit der Vergangenheit zu tun hat. Und die Auseinandersetzung damit ist eine Bedingung des Menschseins. Ab und an, wenn nicht sogar täglich, muss die Vergangenheit untersucht und ins aktuelle Geschehen übertragen werden. Das ist nötig, um die Gegenwart möglichst gut konturieren und die Zukunft vorbestimmen zu können.

Durch meine lange Zeit im Krankenbett konnte auch ich den Auseinandersetzungen mit der Vergangenheit nicht entkommen. Wenn ich fühlte, dass es mir immer schlechter ging, waren die Gedanken an die Bilanz nicht nur gegenwärtig, sondern auch sehr akut. Ich spürte am eigenen Leibe, dass ich die Tage meiner Bilanz durchlebe. Jede Bilanz als solche kann auf verschiedene Arten vorgenommen werden. Man kann sie mit lockeren oder auch mit sehr harten Kriterien angehen.

Wenn man mit zu leichten Kriterien arbeitet, erscheint einem das Leben so erfüllt, dass man die ganze eigene Vergangenheit nur noch durch die rosa Brille sieht. In diesem Fall wird alles als Guthaben verbucht. Man sieht nirgendwo ein Minus, ein Versagen. Wenn man jedoch mit absoluten Kriterien arbeitet und nur die Möglichkeiten auflistet, die man verpasst hat, dann möchte man sagen, man habe nichts geschafft, man habe die Tage einfach sinnlos verstreichen lassen. In diesem Fall wird alles negativ verbucht. Mit diesem großen Minus kann man sehr leicht zu der biblischen Erkenntnis der Nichtigkeit gelangen: „Windhauch, Windhauch, das ist alles Windhauch."

Um die Dinge ins Gleichgewicht zu bringen, um zu einer Bilanz zu gelangen, die weder allzu heiß noch allzu kalt ist, muss man zu feiner abgestuften Kriterien greifen, indem man alle Möglichkeiten vor dem Hintergrund der Bedingungen beurteilt, unter denen sie zustande gekommen sind. In diesem Fall wird man sich angesichts des Erreichten weder geißeln noch berauschen. Tatsächlich zeigt sich das Leben eines jeden als die Art, in der eine Palette an Möglichkeiten die notwendigen Bedingungen zur Verwirklichung angetroffen hat – oder auch nicht. Um zu einer einigermaßen ausgewogenen Bilanz zu gelangen, sollte man außerdem nicht mit einem globalen Kriterium hantieren, sondern mit differenzierten Kriterien für die verschiedenen Ebenen eines jeden normalen Lebens.

Unter diesen Ebenen steht im Mittelpunkt der Aufmerksamkeit die Ebene des rein persönlichen Lebens. Bei jedem Versuch einer Bilanz wird diese Ebene am gründlichsten und umsichtigsten bearbeitet. In manchen Augenblicken hat man den Eindruck, diese Ebene sei die einzige, die zählt. Darin wird alles eingeschlossen, was zur Schatulle der Intimitäten gehört, zu den Dingen, die man nicht preisgibt. Aus der Entwicklung eines Lebens muss einiges geheim bleiben. Was mich betrifft, könnte ich bei diesem Kapitel zugeben, dass meine Bilanz weitgehend positiv ist. Ich habe geliebt, soviel ich geliebt habe, und versagt, sooft ich versagt habe. Insgesamt müsste ich jedoch zufrieden sein.

Gleich nach der rein persönlichen Ebene könnte die Familienebene ins Spiel kommen. In diesem Sinne müsste ich darüber nachdenken, wie gut oder schlecht ich als Ehemann, als Vater und als Großvater war. Was die Eigenschaft als Ehemann angeht, müsste ich feststellen, dass ich wohl weder der beste noch der schlechteste Ehemann auf dieser Welt war. Ich habe Ligia geliebt und es tut mir leid, dass ich ihr nicht zur richtigen Zeit die ganze Liebe gezeigt habe, die ich für sie empfand. Manchmal habe ich sie sogar gekränkt. So ist wohl das Familienleben, manchmal enthält es Kränkungen. Es tut mir leid, dass sie so unerwartet von uns gegangen ist und ich nicht dazu gekommen bin, sie für alle Kränkungen um Verzeihung zu bitten. Aber ... Trotz alldem würde ich sagen, insgesamt habe ich mich beim Kapitel Ehemann positiv zu bewerten.

In meiner Eigenschaft als Vater sehe ich kein Minus, das ich verbuchen müsste. So strenge Maßstäbe ich anlege, muss ich dennoch vermerken, dass ich meine Pflicht als Vater in höchstem Maße erfüllt habe. Ich habe auch Dinge getan, die nicht jeder beliebige Vater getan hätte. In dieser Hinsicht wäre Anca meine Zeugin oder auch die Freunde, die diese Lebenslinie einigermaßen mitverfolgt haben.

Nicht weit von der Erfüllung der Vaterpflichten entfernt finden wir die Bilanz als Großvater. Auch bei diesem Kapitel habe ich nichts als Lob verdient. Sergio kann das jederzeit bezeugen. Ich habe meinen Enkel stärker verwöhnt – ohne ihn zu verhätscheln – als sehr, sehr viele andere Großväter. Ich war Tag für Tag fast 20 Jahre lang für ihn da. In dieser Zeit habe ich ihn morgens nicht nur pünktlich für Kindergarten oder Schule geweckt, sondern ihm auch die Socken über die Füße gezogen. Außerdem musste ich ihn ein bisschen massieren. Ich verwöhne ihn heute noch. Wenn ich in Freiburg bin, achte ich darauf, dass er ein Glas Orangensaft vorfindet, wenn er von der Uni heimkommt. Er trinkt dann den Saft, klopft sich auf den Bauch und sagt: „Pure Gesundheit, Opa!" Wenn ich für Anca und Radu, wie ich meine, ein guter Vater und Schwiegervater war, so war ich für Sergio ein noch besserer Großvater.

Auch meine Pflichten hinsichtlich der weiteren Familie – Eltern und Geschwister – habe ich erfüllt und übererfüllt. Auf Einzelheiten möchte ich dazu nicht eingehen. Ich würde auf eine sehr bedauernswerte Erinnerung stoßen, die Lena betrifft. Zu diesem Thema habe ich wohl im obigen schon etwas geschrieben, also ... möge sie gesund sein!

Wenn ich den nächsten Schritt angehe, komme ich zum Kapitel des gesellschaftlichen Lebens. Dieses kann auf mindestens drei Ebenen oder Abschnitten verfolgt werden: Freunde, Berufstätigkeit und gesellschaftspolitische Betätigung. Um ehrlich zu sein, haben die Freunde und Freundschaften viele Stunden beansprucht, in denen ich mit geschlossenen oder offenen Augen meinen Gedanken freien Lauf ließ. Ich habe mit viel Vergnügen und auch Schmerz an die Freunde aus Buia gedacht. Ich habe an Lena gedacht und an Victor des Aron. Zu Victor brachte ich die Liebesbriefe an Puiu. Lena nannte mich „Bruder". Für sie schrieb ich die Liebesbriefe. Leider ist keine/r von ihnen mehr unter uns.

Lange Zeit habe ich an die Kollegen und Freunde aus der Zeit in Blaj gedacht. Dabei fiel mir die Freundschaft mit Barna Augustin ein. Ich habe mich erinnert, wie wir mit einem schrottreifen Bus von

Piatra Neamţ nach Bicazul Ardelean fuhren, wo Gusti als Lehrer arbeitete. Ich fuhr nur mit, um noch eine Nacht mit ihm diskutieren zu können. Oft habe ich auch an eine andere große und schöne Freundschaft gedacht, die auf der Schulbank begann und dann fortbestand, bis es nicht mehr möglich war. Es geht um die Freundschaft mit Gh. Şerdean und seiner schönen und klugen Ketty. Ich erinnerte mich, dass wir uns nach der Schulzeit für eine ganze Weile aus den Augen verloren haben. Dann trafen wir uns rein zufällig bei einem Fußballspiel in einem Bukarester Stadion wieder. Nach diesem unglaublichen Wiedersehen habe ich sie jedes Mal aufgesucht, wenn ich in Bukarest war. In meinen Stunden der Erinnerung habe ich mir meine Schulklasse vorgenommen und anhand der Sitzreihen traurig festgestellt, dass von 25 nur noch sechs Mitschüler am Leben sind.

Zwei schöne Freundschaften hatte ich in den Jahren des Studiums, und zwar mit meinen Kommilitonen – mit Dumitru Ciumăgeanu und mit Bădia. So nannte ich Andrei Timircan. Leider brach die Freundschaft mit Ciumi gleich nach Abschluss des Studiums abrupt ab. Ich entdeckte, dass es mit dem Charakter meines guten Freundes nicht zum Besten stand. Um eine vorteilhafte Akte zu haben – mit einem Parteimitglied als Ehefrau –, hatte er Nuţi sehr gut gefunden. Kaum hatte er das Studium abgeschlossen, befand er es für notwendig, Nuţi auszutauschen. Mit der Familie Timircan dauerte die Freundschaft fast bis zum Ende an.

Seit dem Studium habe ich auch oft an die Freundschaft mit Bârză und mit Boriceanu gedacht. Sie waren keine Studienfreunde, auch keine Studenten. Der Erste war Aktivist, der Zweite Arbeiter. Trotzdem wurden wir sehr, sehr gute Freunde. In meinen *Erinnerungen* (*Aduceri aminte*) habe ich die Freundschaft mit ihnen ausführlich beschrieben. Hier will ich nur erwähnen, dass die Freundschaft mit Boriceanu und seiner sympathischen Vali die Wende 1989 überdauerte, wonach ich den Weg nach Deutschland nahm, er hingegen den Weg nach Australien. Wenn ich auf die heutige Zeit zurückkomme, wären nur zwei oder drei schöne Freundschaften zu erwähnen. Die erste betrifft die Familie Semeniuc – Vanea und

Mia. Es handelt sich um eine Freundschaft, die vor etwa 50 Jahren begonnen hat und bis heute andauert. Aus der Klinik habe ich sie ziemlich oft angerufen, und nun telefonieren wir fast täglich. Die zweite große Freundschaft, die in meinen Stunden der Bilanz aufgerufen wurde, war mit der Familie Şchiau – Bubu und Soruca. Nun, da ich dies schreibe, ist nur Soruca übrig geblieben. Bubu ... er ging wie aus heiterem Himmel auf dem Flur zu Boden, der zum Rektorat der Universität führte.

Auf dem gleichen Blatt meiner Bilanz steht auch die Freundschaft mit Mircea und Otilia Croitoru. Wenn ich in der Klinik an sie dachte, fragte ich mich wieder und wieder, ob Mircea wohl noch existierte. Nun, da ich die Frage zu Papier bringe, stellt sie sich nicht mehr. Mircea ist irgendwohin ins Jenseits verschwunden, noch bevor Bubu starb. Übrig blieb Otilia. Ich rufe sie immer noch ziemlich oft an. Die Liste meiner Freunde von früher und von heute könnte noch sehr lange fortgesetzt werden. Ich könnte Ion und Carmen Vlad erwähnen, Dan und Cristina Vlăduţiu, Emil und Rodica Comşa, und diesen und jene ... Ich beschränke mich auf das Gesagte und stelle fest, dass die Bilanz meiner Freundschaften einen großen Reichtum zeigt. Und alles ist positiv zu werten. Ich habe freundschaftliche Beziehungen gemocht und mit jeder Faser meines Seins gepflegt.

Völlig andere Gedanken kamen mir in den Sinn, als es um die Bilanz meines Berufslebens ging. Hier war ich weit davon entfernt, alles positiv zu sehen. Eher umgekehrt. Seit ich hier bin, stelle ich mir die Frage, ob es wohl nicht besser gewesen wäre, wenn ich nach dem Studium von dem Wechsel zur Philosophie abgesehen hätte. Ob es nicht besser gewesen wäre, unter den Psychologen zu bleiben. Und dennoch bereue ich die Abweichung nicht. Sie scheint direkt aus dem Daimonion meiner Spiritualität entsprungen zu sein, aus meinen metaphysischen Umtrieben. Was mir leid tut, ist, dass ich durch das verquickte Spiel der Geschichte einer Philosophie zu dienen hatte, die sich heute im freien Fall befindet. Zumindest in meiner Heimat ist es so weit gekommen, dass man sich schämt, vom dialektischen Materialismus zu sprechen und den Namen Marx zu erwähnen. Ich glaube, dass dies auf ein großes Missverständnis zurükzuführen ist. Weil nämlich nicht wahrgenommen wird, dass die großen Thesen des dialektischen Materialismus kaum etwas Ideologisches an sich haben, sie haben kaum eine Verbindung zu Klasseninteressen im Allgemeinen und zur Arbeiterklasse im Besonderen. Im Gegensatz zu dem, was oft behauptet wird. Sie sind auch nicht auf dem Boden dieser Interessen entstanden. Die These von der Materialität der Welt kann keinesfalls auf den Namen Marx und die Arbeiterklasse zurückgeführt werden. Historisch-philosophisch gesehen stammt sie von dem großen Thales und dem unsterblichen Demokrit. Sie wurde durch alle großen Epochen des philosophischen Denkens hindurchgeführt, bis sie zum Marxismus gelangte. In jüngeren Tagen fand sie ihren Niederschlag in den philosophischen Schriften von Mario Bunge unter der Bezeichnung wissenschaftlicher oder emergentistischer Materialismus.

Ebenso wenig eine marxistische Erfindung ist die dialektische These, also die These des ewigen Fließens. Eingeführt durch den großen Heraklit und weitergeführt im Werk Hegels, gelangte sie schließlich auch in die Feder von Marx und Engels. Die These von der Erkennbarkeit der Welt, eine weitere Grundlage der gleichen Philosophie, stammt ebenfalls aus den klassischen und vorklassischen Zeiten der griechischen Philosophie.

Man könnte sagen, dass die vierte der großen philosophischen Thesen, die mit dem Namen Marx in Verbindung gebracht werden, marxistischer oder ideologischer als die anderen sei. Es geht um die These des Vorrangs des Ökonomischen vor der Ideologie, mit anderen Worten: Die Basis bestimmt den Überbau. In Verlängerung der Thesen, die dem dialektischen Materialismus zugeschrieben werden, definiert diese These den historischen Materialismus. Dieser Materialismus als Form der Sozialphilosophie ist tatsächlich und fast vollständig ein Ding marxistischer Prägung. Wenn die marxistische Zugehörigkeit der These über die Dynamik der Ideen und der wirtschaftlichen Zustände einfach und klar erscheint, so kann dies von ihrer/ihren ideologischen Dimension/en nicht behauptet werden. Hier liegen die Dinge etwas komplizierter.

Für einige ist es die Zugehörigkeit zum Marxismus selbst, die dieser These eine starke ideologische Prägung verleiht. Sie finden, da die These marxistisch sei, müsse sie über Bord geworfen werden. Schließlich gehöre sie zu den Bereichen des „falschen" Bewusstseins. Sie sei zu nichts mehr zu gebrauchen.

Bei einer aufmerksameren Analyse kann man jedoch, wie ich meine, sehr wohl feststellen, dass diese These über den Klasseninteressen stehen kann, sogar über den Interessen der Arbeiterklasse. Durch ihren Inhalt gehört diese These eher zu den Ideen, die zu einem „echten" Gewissen gehören. Ihre Wahrheitsmomente führen dazu, dass sie nicht nur durchaus gültig, sondern auch durchaus aktuell ist. Sie kann uns auch heute noch sehr nützlich sein, um die großen Phänomene der Zeitgeschichte besser zu verstehen und zu erklären – den Irakkrieg, die Globalisierung, das Phänomen China und nicht zuletzt den Untergang des Sozialismus. Wie könnte man den Fall und das Versagen des Sozialismus ohne dessen innere Erosion erklären, vor allem was die wirtschaftlichen Erosionserscheinungen betrifft? Wie sollte man nicht erkennen und erklären, dass er vor allem an der mangelnden Tragfähigkeit des sozialistischen Eigentums gescheitert ist? Alle anderen Ursachen kommen erst danach. Aber die gesamte Frage der Verhältnisse zwischen dem Ideologischen und dem Nichtideologischen in den großen Themen der sogenannten marxistischen Philosophie kann nicht das bevorzugte Thema in den Betrachtungen der vorliegenden Bilanz sein. Die Frage dieser Verhältnisse ist offen und wird von der weiteren Entwicklung des philosophischen Denkens geklärt werden.

Ich habe das Obige nur angesprochen, um erklären zu können, dass das Phänomen des Untergangs des Sozialismus und somit der Philosophie, mit der er verbunden war, einen ziemlich dunklen Schatten auf einen beträchtlichen Teil meines beruflichen Wirkens geworfen hat. Die Bewertung des Ergebnisses kann sehr unterschiedlich ausfallen. Etwa fünfzig Prozent dessen, was ich gesagt und geschrieben habe, könnte ich auch heute noch rückhaltlos unterschreiben. Wenn ich den Bereich meiner beruflichen Tätigkeit unter sehr strengen Gesichtspunkten mit immerhin fünfzig zu fünfzig Prozent bewerten könnte, so liegen die Dinge im Bereich der sozialpolitischen Tätigkeit völlig anders. Hier hat der Untergang des Sozialismus alles zunichte gemacht, was ich auf sozialpolitischer Ebene erreicht habe. Er hat den Sinn all der Stunden und Tage, die ich in Parteisitzungen und auf vielen anderen gesellschaftlichen Treffen verbracht habe, völlig ausgelöscht.

Ich bin aus Überzeugung und nicht aus Opportunismus Parteimitglied geworden. Ich war vom Ideal des Kommunismus überzeugt. Wie sollte man als junger Mensch nicht davon überzeugt sein, eine Gesellschaft ohne Ausbeutung, ohne Kriege, mit großem Altruismus, in Gleichheit und Gerechtigkeit aufbauen zu wollen? Wie sollte man nicht vom Ideal einer Gesellschaft erfasst sein, in der das Prinzip gilt: „Jedem nach seiner Arbeit", und danach auch: „Jedem nach seinen Bedürfnissen"? Damals erkannte ich nicht, dass dieses Ideal zu utopisch war. Ich habe nicht verstanden, dass es zu schön ist, um wahr zu werden. Wenn ich die größeren oder kleineren Fehler des sozialistischen Aufbaus sah, schrieb ich sie den Anfängen zu und glaubte ernsthaft, dass in historischer Perspektive nach und nach alle Fehler überwunden würden. Ich wusste damals noch nichts über die Leichenberge, auf denen der Sozialismus aufgebaut wurde und mit denen er sein Fortbestehen sicherte.

Von den vielen politischen Fehlern des Sozialismus war einer besonders groß: die Zerstörung der Demokratie. Trotz allem, was über die Vorzüge der sozialistischen Demokratie gesagt wurde, wurde die Demokratie als solche von der Theorie und Praxis der Einheitspartei erdrückt. Diese Zerstörung der Demokratie führte zu den hässlichsten Formen der Diktatur und zu den hassenswertesten Diktatoren, darunter auch „unser" Ceaușescu. Außerdem führte sie zu den abscheulichsten Formen des Personenkultes.

Die bereits erwähnten wirtschaftlichen Schwächen des Sozialismus zusammen mit der gesamten Palette an politischen Entfremdungen führten zum unvermeidlichen Sturz des Sozialismus bzw. Kommunismus. Damit kam auch das kommunistische Ideal zu Fall, das schönste und höchste Ideal des Menschen und der menschlichen und gesellschaftlichen Organisation. Ich betrachte es als solches, weil dieses Ideal in gewisser Weise viele andere Ideale und Utopien in sich vereint. Es vereint die Utopien der *Politeia* Platons mit dem christlichen Ideal der Nächstenliebe und, vielleicht nicht zuletzt, mit dem Kant'schen Ideal der Betrachtung des Menschen als Zweck und nicht als Mittel. Durch seine Höhen und seine Schönheit erschien das kommunistische Ideal als Ideal der Ideale und Utopie der Utopien. In seiner Eigenschaft als große Utopie enthält das kommunistische Ideal viele Unmöglichkeiten. Wir könnten vielleicht versuchen, es davon zu befreien und es auf andere Gleise zu verlagern.

Eine Gesellschaft ohne jegliche Ausbeutung kann nicht erreicht werden. Aber eine, die programmatisch nach immer weniger Ausbeutung strebt, könnte es geben. Eine künftige Geschichte des ewigen Friedens kann und wird nicht möglich sein. Eine schrittweise Reduzierung der Kriege könnte jedoch angestrebt werden. Ein Mensch und eine Menschheit können niemals über die absolute Wahrheit verfügen. Aber ein Mensch und eine Menschheit könnten wiederum nach immer mehr Wahrheit streben. Eine Gesellschaft der perfekten Gleichheit und Gerechtigkeit ist nicht möglich. Aber eine mit immer mehr Gleichheit und Gerechtigkeit könnte man anstreben. Eine Gesellschaft mit einer Demokratie ohne Makel ist kaum vorstellbar. Aber eine, die ihre demokratischen Merkmale immer weiter perfektioniert, könnte anvisiert werden. Ein Menschsein, das den kategorischen Imperativ konsequent umsetzt – Pflicht um der Pflicht willen, das Gute um des Guten willen usw. –, ist wahrhaft illusorisch. Aber ein Mensch, der immer öfter auf die Stimme des Imperativs hört, ist meiner Meinung nach vorstellbar. Eine Gesellschaft, die sich immer weiter auf die Ermöglichung ihrer Ideen und Ideale zubewegt, sollte man nicht verwerfen. Eine solche Gesellschaft wäre erfüllt von Schönheiten, die nach und nach auch zu Wirklichkeiten werden können.

Die Perspektive des Menschen und der menschlichen Organisation, eine Perspektive, die ich hier nur ansatzweise skizziert habe, könnte die Verhältnisse zwischen den ewigen Werten – Wahrheit, Güte, Schönheit, Gerechtigkeit, Gleichheit usw. – und den Bedürfnissen oder Werten des alltäglichen Lebens – Nahrung, Unterkunft, Sex – wiederherstellen. Es scheint, dass Geld und Sex die meistgesuchten Werte geworden sind, sie sind zu Dominanten unserer Zeit geworden. Wenn Reichtum, Geld und Sex zum Selbstzweck werden, wird das schöne Antlitz des menschlichen Wesens entstellt. Es entfernt sich von der Schönheit des Menschlichen und nähert sich mehr und mehr dem Tier und dem Animalischen.

Eine neue Ordnung der Werteverhältnisse könnte vielleicht die großen Bewegungen unserer Welt neu ausrichten. Heute navigieren wir zu oft ohne Ziel. Wir bewegen uns zu sehr auf das Nichts zu oder auf etwas, das uns nicht als Ziel dienen sollte. Durch zu viele Worte über die Wahrheit versinken wir in der Lüge. Durch zu viele Diskussionen über die Demokratie bewegen wir uns entweder auf die Diktatur zu oder auf die Anarchie. Durch zu häufige Berufung auf die Gleichheit, Gerechtigkeit und/oder soziale Korrektheit produzieren wir Polaritäten. Allzu oft geht unser Weg „zurück in die Zukunft".

Aber was Einzelne und Gemeinschaften mit ihrem Lebensideal anfangen werden, mit ihrer Art, sich mit der Zukunft auseinanderzusetzen, wird ihre Sache sein. Wenn ich so darüber nachdenke, weiß ich nicht einmal, wieso ich es für nötig gehalten habe, meine Meinung dazu zu äußern. Ich wundere mich, wie ich in dem Wunsch, meine sozialpolitische Tätigkeit zu beurteilen, mich von so vielen komplizierten Dingen habe entführen lassen. Vielleicht wäre es besser gewesen, mein Versagen einzugestehen, und damit basta. Aber vielleicht ist meine Feder auf diese Abwege geraten, um eine gewisse Rechtfertigung zu finden. Vielleicht habe ich mich einfach vom Schwung der Feder führen lassen. Wie dem auch sei, wenn ich mich auf dem Krankenbett mit den Tatsachen meiner Bilanz befasste, flogen meine Gedanken auch zu diesen Dingen. Die gedanklichen Verirrungen, um die es hier geht, waren auch Teil der Geschichte meiner Operation. In diesem Sinne war es durchaus angebracht, sie zu erzählen.

5.5. Einige ehemalige Studenten

Unter all dem, was ich vom Krankenbett aus inmitten des Tages oder der Nacht erzählt habe – Sinn des Lebens, Bilanz, Lebensideal usw. –, sind meine Gedanken oft zu einigen der Studenten abgeschweift, mit denen ich zu tun hatte. Ich habe mich sehr gerne an viele derer erinnert, die in Vorlesungen und Seminaren meine Zuhörer waren. Und das waren viele. Es waren etwa 36 Jahrgänge.

An viele von ihnen konnte ich mich natürlich nicht mehr erinnern. Ich habe ihre Gesichter und Namen vergessen. An einige habe ich mich kurz erinnert, von denen ich weiß, dass sie landesweit über die Städte verstreut sind. Ich habe dann auch an jene gedacht, die an vielen Universitäten im ganzen Land arbeiten. Noch öfter habe ich mich an die erinnert, die in Klausenburg und an der Klausenburger Universität geblieben sind. Mit ihnen hatte ich die häufigsten Begegnungen und war daher nicht in Gefahr, sie zu vergessen. Was mir traurig und kurios scheint, wenn ich einige von ihnen treffe, ist, dass sie bereits in Rente oder kurz davor sind. Wenn ich so etwas höre, kann ich nur sagen: O Gott, was bin ich alt geworden! Ich habe ziemlich oft an die gedacht, die als Autoren in Erscheinung getreten sind, manche davon haben sogar viele Bücher geschrieben, die ich mit Interesse gelesen habe. Über eines der Bücher eines ehemaligen Studenten habe ich auch eine Rezension verfasst. Da ich das Buch mochte, habe ich in einem Atemzug gleich mehrere Seiten dazu geschrieben.

Eine Frage, die meine Aufmerksamkeit ziemlich beansprucht hat, waren die Richtungswechsel in der intellektuellen Entwicklung einiger Studenten. Einige wurden zu Phänomenologen, andere zu Existenzialisten, vor allem zu Heideggerianern. Es gab auch welche, die den Relativismus und den postmodernen Eklektizismus bevorzugten. Wenige davon haben heute noch den Mut, den Namen Marx auszusprechen oder zu schreiben.

Am allermeisten habe ich mich darüber gewundert, dass einige so leicht zum Text der Bibel und zu den heiligen Evangelien gelangt sind. Gewundert hat mich das, weil ich meine, dass es – wenn man schon das eine oder andere von Platon oder Aristoteles gelesen hat, von Bacon oder Descartes, von Kant und Hegel, ja sogar von Marx – zumindest seltsam erscheint, wieder zur Heiligen Schrift zurückzukehren. Diejenigen, die diese Umkehr vollzogen haben, haben entweder nichts von der gelesenen Philosophie verstanden, oder sie haben nicht allzu viel vom biblischen Text verstanden. Andererseits wiederum ...

Von den bisher Erwähnten würden viele zwei, drei Zeilen oder sogar zwei, drei Seiten verdienen. Ich kann mich darauf nicht einlassen, da ich zu weit abschweifen würde. Daher möchte ich zumindest jene namentlich erwähnen, die außer durch ihre Schriften auch im öffentlichen Raum in Erscheinung getreten sind, die im Bereich der Bürgerschaft das eine oder andere geleistet haben oder noch leisten.

Ohne das Wertkriterium heranzuziehen, möchte ich zuerst etwas zu *Emil Boc* sagen. Er ist auf den Stufen der politischen und gesellschaftlichen Hierarchie am weitesten aufgestiegen. Er wurde Premierminister der rumänischen Regierung – ein hohes Amt und eine große Ehre! Hätte er in dieser Eigenschaft nicht eine so unrühmliche Rolle gespielt und hätte seine Wesensart ihn zu Besserem befähigt, so wäre er heute eine Ehre für die Schulen, die er besucht, und für die Universität, die er absolviert hat. Aber so, wie die Dinge nun mal stehen, ist man kaum noch geneigt, sich an ihn zu erinnern. Keine Lehrkraft kann sich einen Ehrentitel daraus machen, Emil Boc unterrichtet zu haben. Das liegt daran, dass er ein schwacher Premierminister war, zumindest vom Westen aus gesehen.

Meine Erinnerung an den Studenten Boc ist, dass er eine durchschnittliche Intelligenz zeigte. Ohne zu glänzen, war er ein guter Student. Offenbar habe ich seine Leistung damals als gut bewertet. Verbunden mit seiner durchschnittlichen Intelligenz war ein deutlich erkennbarer Ehrgeiz, auf gesellschaftlicher Ebene voranzukommen. Ich sah ihn damals schon als Parteisekretär in der Verwaltung eines Landkreises. Als einfachen Lehrer an einer Schule sah ich ihn nicht.

Ich hörte dann, dass er unter dem Druck seiner beruflichen Ambitionen nach dem ersten Studium auch noch Rechtswissenschaft studiert habe, ob im Tages- oder Fernstudium, weiß ich nicht. Später soll er auch promoviert haben, interessanterweise nicht in Jurisprudenz, sondern in Philosophie.

Mit zwei akademischen Abschlüssen und einem Doktortitel bewaffnet, stieg er in die Politik ein. Das war seinem Ehrgeiz angemessener. So traf er auf Băsescu. Dieser war bereits in der Politik versiert und um ein Vielfaches ehrgeiziger als Boc. Băsescu spürte sofort Bocs Neigung zur Untertänigkeit und ging daran, ihn zu seinem Diener zu machen – mit Erfolg. Als Vorsitzender der Demokratischen Partei in Bukarest angekommen, ging Boc in die Annalen ein als der Mann, der im Auftrag seines Herrn der Partei einen neuen Anstrich verpasste. Von einem Tag auf den anderen machte er aus einer „sozialdemokratischen" eine „Volkspartei", aus Rot wurde Orange. Von der formalen Führung der Partei – wobei er nie wirklich führte – war der Schritt zum Premierminister absehbar. Er war der von Băsescu bevorzugte Mann für diesen Posten. Er war, wie sich herausstellen sollte, der gehorsamste Untertan. Er erwies sich als so gehorsam, dass er eigentlich überhaupt keine Rolle mehr spielte. Was zählte, waren nur die politischen Wünsche und Befehle seines Herrn. In Bukarest war und blieb das deutlichste Merkmal meines früheren Studenten als Parteimitglied und Staatsmann die Untertänigkeit. Er war so unterwürfig, dass er den Eindruck erweckte, bei seinem Weggang aus Klausenburg alle persönlichen Qualitäten zurückgelassen zu haben. Ich hätte fast gesagt, seine gesamte eigene Persönlichkeit sei in Klausenburg zurückgeblieben, aber das wäre nicht zutreffend, denn der erhabene Begriff „Persönlichkeit" trifft auf Boc nach wie vor nicht zu. Eine Persönlichkeit hat ein Credo, hat Ideen, Überzeugungen, Charakter. Eine Persönlichkeit lässt sich nicht mit Füßen treten. Mein früherer Student jedoch hinterließ den Eindruck, ohne seinen Kopf nach Bukarest gelangt zu sein. Nur so lässt sich erklären, wie er so schnell zum offensichtlichsten Klon all jener wurde, die Băsescu geklont hat. In seiner Unterwürfigkeit wirkte er wie ein Putzlappen, mit dem Băsescu die Flure des Victoria-Palastes aufwischte. Schließlich durfte Ungureanu, ein weiterer Klon, auch noch die Treppen am Ausgang mit ihm aufwischen.

Nachdem er ziemlich lange im Schatten Băsescus gelebt hatte, steckte sich Emil Boc mit einigen der politischen Gewohnheiten Băsescus an: Unverschämtheit, Inkonsequenz, Demagogie, Arroganz, Populismus, Lüge und nicht zuletzt das Streben nach Macht um jeden Preis. Und alles durch völlige Aufgabe der eigenen Persönlichkeit. Für Boc ist der Herr Băsescu auch heute noch ein politischer Vater. Auch heute vertritt er dessen Meinung und trägt seinen Namen auf den Lippen. Möge er gesund bleiben! Schade, dass Menschen vom Schlage Bocs unter uns waren. Ich hoffe, dass solche Leute den Schauplatz unseres politischen Lebens möglichst bald verlassen. Ich hoffe, dass Boc in Klausenburg nicht mehr gewählt wird, dass dort immer mehr Leute begreifen, welch kleinlicher, drittklassiger Politiker ihr Bürgermeister ist.

Nach Boc kommt *Andrei Marga* an die Reihe. Auch er war einer der Studenten, die zu wohlbekannten Politikern wurden. Manche sahen in ihm sogar eine Persönlichkeit. Er war zweimal Minister, in einigen Legislaturen Rektor der Universität und zeitweise fast jeden Abend im Fernsehen präsent.

Über Marga könnte ich ein ganzes Buch schreiben. Auf eine so lange Geschichte werde ich mich nicht einlassen. Ich könnte etliche Seiten allein schon über unsere zwischenmenschlichen Beziehungen schreiben, die in guter Kollegialität und Freundschaft begannen, um schließlich in „Kollegialität" und „Freundschaft" zu enden. Auch darauf werde ich mich nicht einlassen. Es lohnt sich nicht. Ich möchte über Marga auch nicht aus der Perspektive seiner verschiedenen Lebensphasen schreiben – Student, Lehrkraft, Persönlichkeit des öffentlichen Lebens –, sondern ihn in der Gesamtheit seines individuellen und gesellschaftlichen Verhaltens betrachten. Dafür möchte ich als Anhaltspunkt das Album nehmen, das er über sich veröffentlicht hat: *Andrei Marga*. Auf den Seiten dieses Albums – das in einwandfreiem Druck erschien – hat Marga sich selbst so gut und umfassend wie möglich definiert und beschrieben. So wie er in diesem Album erscheint, so war er, so ist er und so wird er bleiben.

Das Album Margas über Marga zeigt ihn vor allem als Mann der Pose, als einen, der sich stets damit beschäftigt hat, wie er in der Öffentlichkeit erscheint, wie er im Mittelpunkt stehen oder in den Vordergrund treten kann. Immer und immer wieder gut sichtbar. Er posierte mit anderen – mit Frau Merkel, mit Papst Ratzinger, mit zig Persönlichkeiten des europäischen Hochschulwesens – einzig und allein um der Selbstdarstellung willen. In den Seiten dieses Albums erscheint Marga als ein Mensch der Oberfläche.

In den Seiten dieses Albums zeigt sich auch Margas *besonderer Fleiß*. Um der Beste seines Jahrgangs zu sein, um die Universität voranzubringen – Fakultäten, Abteilungen, Gebäude usw. –, um so viel zu unterschiedlichen Themen zu schreiben, um die Bücher, die er zitiert, zu lesen oder zumindest durchzublättern, um so viele Begegnungen im In- und Ausland zu bewältigen, ist viel, viel Arbeit nötig. Es bedarf vieler arbeitsreicher Tage und vieler schlafloser Nächte. Aus all diesen Tagen und Nächten sind gute Dinge hervorgegangen und Dinge, die bleiben werden. Vor allem was er als Rektor getan hat, ist begrüßens- und lobenswert. In diesem Bereich ist die bedeutendste Leistung die Ausprägung und Erhaltung des multikulturellen Profils der Universität mit umfangreichen Auswirkungen auf kultureller, gesellschaftlicher und politischer Ebene.

Im Hinblick auf dieses Profil gehört Marga das unleugbare Verdienst, dem starken Druck der magyarischen Gemeinschaft widerstanden zu haben, die Babeş-Bolyai-Universität in zwei Universitäten aufzuteilen. Die Statuen der beiden Gründer, Victor Babeş und János Bolyai, stehen so schön im Hof der Universität beieinander, dass ich nie verstanden habe, wie und warum die magyarischen Wortführer Bolyai von dort wegbringen wollten.

In der Reihe der guten und sehr guten Dinge, die aus dem Fleiß Margas hervorgingen, sollten seine politischen Stellungnahmen gegen Băsescu nicht vergessen werden, die bei vielen Fernsehauftritten sehr deutlich vorgebracht wurden. Aus einer umfassenderen Perspektive sieht die politische Tätigkeit Margas bereits anders aus, nämlich sehr kompliziert. Über die Tätigkeit vor der Wende, als Leiter der Studentenvereinigung, brauchen wir nicht zu sprechen. Nach 1989 war er der Reihe nach in fast *allen Parteien* tätig. Er unternahm diese mehrfachen Wechsel in der Erwartung, in eine Stellung zu gelangen, wo er für die Präsidentschaft Rumäniens zumindest vorgeschlagen würde. Ich bin sicher, dass seine Gedanken nicht selten im Palast Cotroceni weilten. Sein Ehrgeiz trieb ihn dahin. Nun jedoch sind alle Träume zunichte geworden. Die Aufdeckung seiner Verbindungen zur „Genossenschaft Auge und Ohr" hat ihm alle Wege verstellt. Aber was will man machen? Was ein Mensch sich mit eigener Hand zufügt, kann nicht einmal Gott ungeschehen machen! In gewisser Weise waren seine Verbindungen zur Securitate mir schon länger bekannt.

Ich wusste das bereits in den ersten Tagen nach der Wende. Ich wusste es von ihm selbst, er sagte es mir, ohne es zu wollen. Wahrscheinlich um die Rollen zu begründen, die er akzeptierte, um die Fakultät zu revolutionieren, sagte er mir, er habe „riskiert". Er habe gemeinsam mit anderen einen „Brief" zugunsten des Dichters Mircea Dinescu, eines Dissidenten, „unterschrieben". Als ich von dieser Unterschrift hörte, sagte ich mir in Anbetracht seines Charakters: So etwas hat Marga nicht getan, ohne Rückendeckung zu haben, und zwar von der Genossenschaft Auge und Ohr. Aber nun ist alles *finito*, zu Ende, was ihm auf der Ebene politischer Aktivitäten möglich gewesen wäre. Und in gewisser Weise ist es schade.

Aus dem Selbstporträt, mit dem Marga sich auf den Seiten des Albums darstellt, geht mit einiger Klarheit ein weiteres markantes Merkmal hervor. Und zwar zeigt sich, wie sehr Marga nach Quantität strebt, nach viel, sehr viel und dann noch mehr. Ob man so etwas als Megalomanie bezeichnen soll, überlasse ich anderen. Was ich sagen kann, ist, dass Marga nicht besonders viel von Qualität verstanden hat. Er hat das Prinzip „Lieber weniger, aber besser" so gut wie gar nicht beachtet. Er hat nichts von der Warnung Hegels mitbekommen, dass nicht jede Art von quantitativer Akkumulation zu einer neuen Qualität führt.

Im Zeichen des Wunsches nach immer mehr hat Marga alles in die Universität eingebracht, was sich einbringen ließ. Nur so verstehe ich zum Beispiel, dass sämtliche Formen theologischer Ausbildung an die Universität gelangt sind. Er wollte auch die anderen Universitäten schlucken – Medizin, Agronomie, Polytechnik – einzig und allein, um somit eine Art Rektor aller Rektoren zu werden. Wir können von Glück sagen, dass sie sich nicht schlucken ließen.

In seiner Jagd nach Quantität sammelte er Diplome, Titel, Medaillen, mehr als jeder andere Klausenburger Intellektuelle. Er schrieb viel, sehr viel. Die Liste der Bücher, Studien und Artikel nimmt in dem immer wieder erwähnten Album ganze Seiten ein. Bücher als einziger Autor: 34, Übersetzungen: 8, Studien und Artikel in verschiedenen Sprachen: 92, Auswahl der Studien auf Rumänisch: nur 15. Alles Geschriebene richtet sich nach dem Prinzip: Bücher werden aus Büchern gemacht und Artikel aus anderen Artikeln. Margas Bücher sind Nacherzählungen, sie sind lineare Ausführungen dessen, was andere geschrieben und gedacht haben. Sie sind Kompilationen. Sie sind voll semantischer Redundanz. Nirgendwo trifft man eine überragende Idee oder einen tiefen Gedanken. Nirgendwo findet man Analysen oder Synthesen. Wenn man aus Margas Büchern die Zitate und Übergangssätze entfernt, bleiben nur noch die Buchdeckel übrig. Über seine Art zu schreiben sagte Călina Mare, als sie an unserem Lehrstuhl arbeitete, Margas Gedanken widmeten sich beim Schreiben ausschließlich den gesammelten Werken, denn von ausgewählten Werken habe er nichts gehört und so etwas interessiere ihn auch nicht.

Margas Album über Marga sagt uns aber noch etwas. Es sagt uns etwas über seinen Charakter. Dass in diesem ganzen Album auf 87 Seiten kein Foto von seiner Mutter oder seinem Vater vorkommt, von irgendeinem Kollegen aus der Hochschule oder von seiner Geliebten aus der Studienzeit, die auch seine erste Frau wurde, das könnte ich vielleicht noch irgendwie verstehen. Dass es aber nicht einmal ein Foto von seiner eigenen Tochter gibt, kann ich nur sehr, sehr schwer verstehen. Und zwar selbst dann, wenn das Album ihn nur als Rektor und als Persönlichkeit des öffentlichen Lebens darstellen will. Aber was will man machen? Ecce Homo!

Ein weiterer ehemaliger Student und ehemaliger Minister, an den ich mich erinnert habe und den ich erwähnen möchte, ist *Vasile Dâncu*. Über seine Errungenschaften als Minister weiß ich nicht viel. Er ist bei der Ausübung dieser Würde nicht besonders hervorgetreten. Er begann sich in der Öffentlichkeit öfter zu zeigen, als es um die Vorstandswahlen der PSD ging. Die Kontrahenten waren Iliescu und Geoană. In diesem Wettkampf gehörte Dâncu zur sogenannten Klausenburger Gruppe, die Geoană gegenüber dem „in die Jahre gekommenen" Iliescu bevorzugte. Im Feuer des Wahlkampfs gegen Iliescu prägte mein ehemaliger Student einen Ausdruck, der ihn bekannt machte: Iliescu – „ein abgelaufenes Etikett". Ein ziemlich harter Spruch, meiner Meinung nach sogar zu hart. Iliescu wirkte als Mensch und als Politiker keineswegs, als sei seine Zeit abgelaufen. Im Gegenteil. Aber der Ausdruck hielt sich, verbreitete sich und hätte Dâncu politisch beinahe zu Fall gebracht. In der damaligen Atmosphäre, in der sich die Polarisierung zwischen Iliescu und Băsescu aufschaukelte, landete man mit jeder scharfen Kritik an Iliescu unwillkürlich in den Armen von Băsescu.

Nachdem er überall seine sozialdemokratische Gesinnung betont, sich also zur politischen Linken bekannt hatte, stellte unser Dâncu plötzlich fest, dass er auch zur Rechten gehörte. Ideologisch und politisch gesehen hinterließ Dâncu den Eindruck, er wisse immer noch nicht, wo er steht. Auch jetzt ist er bei seinen öffentlichen Auftritten in Presse und Fernsehen mal so, mal so. Wenn man beides gleichzeitig sein möchte, ist man gar nichts mehr.

Dâncu hat auch einige Bücher geschrieben. Nicht so viele wie Marga, aber bessere. Weniger redundant. Zwei seiner Bücher sind bei mir gelandet und ich habe sie mit Interesse gelesen. Eines davon umfasst die Presseartikel aus einer bestimmten Zeit. Das zweite stellt die Ergebnisse soziologischer Untersuchungen vor. Die Bücher sind gut geschrieben und von Interesse. Für mich selbst sind sie nicht allzu interessant. Die soziologische Thematik und Statistik hat mich nie sonderlich gefesselt. Ich sehe ihre Rolle ein, aber andererseits ...

Abschließend finde ich, dass man von Dâncu auf politischer Ebene mehr und Besseres hätte erwarten können. Ich hätte erwartet, dass er tiefgründiger, ideologischer, scharfsinniger auftritt. Wer sich mit Iliescu anlegt, um Băsescus Glatze zu streicheln, erweist sich weder als besonders scharfsinnig noch als allzu subtil.

Abgesehen von Marga und Dâncu, manchmal auch im Zusammenhang mit ihnen, dachte ich in meinen „Höhlentagen" auch an zwei weitere ehemalige Studenten und spätere Minister: *Grigore Zanc* und *Mircea Miclea*. Der Erstere erfreute sich der Ehre und Mühe eines Kultusministers nur einige Monate. In diesen Monaten war Zanc nicht ein Minister, der sich in den Vordergrund und ins Rampenlicht gedrängt hätte. Auch in dieser Stellung verhielt er sich diskret – ebenso wie in anderen Positionen wie Senator, Präfekt, Parteivorsitzender usw. Eine Diskretion, die zuweilen an Bescheidenheit grenzte.

Im kollektiven Gedächtnis blieb Zanc nicht durch die genannten Ämter bestehen, sondern als Schriftsteller. Vor allem als Autor des Romans *Cădere liberă* (auf Deutsch: *Im freien Fall*). Aus dem Inneren des Parteilebens geschrieben, fiel der Roman vor allem durch die kritischen Anmerkungen zu diesem politischen Leben auf. Nun jedoch, finde ich, kann der Roman durch seinen Titel als eine Art Vorahnung und frühe Ankündigung des freien Falls des Kommunismus gesehen werden.

Mircea Miclea erfreute sich des Ministeramtes etwas länger als Grigore Zanc, er schaffte es auf ein Jahr. Und er wurde nicht durch Regierungsumbildungen ausgewechselt, sondern er kündigte, weil für das Unterrichtswesen nicht mindestens fünf Prozent des Bruttoinlandsprodukts genehmigt wurden. Die Kündigung und ihre Begründung schlugen damals einige Wellen. Er erweckte den Eindruck, als sei er ein entschlossener Minister, der zumindest von der Absicht her Großes vorhatte.

Bald nach dem Verlassen des Ministeriums wurde Miclea Vorsitzender der präsidialen Kommission für das Unterrichtswesen. Unser

Staatspräsident, der auf alle möglichen Reformen aus war, hatte sich überlegt, dass doch auch im Schulwesen noch einiges plattgemacht werden könne. Um diesem großen Vorsatz gerecht zu werden, stellte er fest, unsere Schule produziere „Trottel" – nach einigen Tagen berichtigte er das und bekannte, er habe „Philosophen" gemeint. Die Schule sei entrückt von der Wirklichkeit, sie sei auf Lehrer und nicht auf Schüler zugeschnitten – woher er das hatte, war mir nicht ganz klar –, sie vermittle zu sehr „Kenntnisse", anstatt „Kompetenzen" auszubilden usw. All diese Vorwürfe an das Schulwesen laden zu vielfältigen Kommentaren ein. Diese überlasse ich jedoch anderen.

Ich möchte nur anmerken, dass aus den ganzen Bemühungen des Präsidenten und der Tätigkeit der präsidialen Kommission ein neues Gesetz des Unterrichtswesens hervorging und 2011 verkündigt wurde. Ich weiß nicht, wie gut oder ungut dieses Gesetz ist. Ich weiß jedoch, dass das konkreteste Ergebnis seiner Einführung die unsinnige Vorbereitungsklasse ist. Diese ist ein besonders großer Unsinn, denn sie verkörpert mindestens drei weitere untergeordnete Dummheiten: 1. Sie stiehlt den Kindern ein Jahr ihrer Kindheit. 2. Sie institutionalisiert den Unterschied zwischen den Schulkindern, die das Vorbereitungsjahr durchlaufen haben, und jenen, die es nicht durchlaufen haben. 3. Sie institutionalisiert auch die Unterschiede zwischen den Schulen auf dem Dorf und in der Stadt, die ohnehin schon beträchtlich sind. Es wundert mich, dass Miclea seine Unterschrift unter dies Vorhaben gesetzt hat. Ich habe ihn selbst gehört, wie er für die Einführung plädierte. Eines der angeführten Argumente war die Anpassung an die Schulsysteme anderer Länder, den Schulbeginn mit sechs Jahren. Ja, mein Enkel Sergio ist mit sechs Jahren bereits zur Schule gegangen, aber das war eine richtige Schule. Es war nicht etwa weder Schule noch Kindergarten. Wenn man beides in einem verbinden will, kommt dabei gar nichts heraus.

Schade, Miclea, dass du deinen Namen mit so etwas verknüpft hast! Schade, dass du deine politische Identität mit dem Namen Băsescu verknüpft hast. Von deiner Intelligenz und Bildung hätte ich etwas anderes erwartet.

Nach so vielen Ministern komme ich nun auch zu jenen, die zwar nicht zu Ministern wurden, aber in der Öffentlichkeit dennoch sehr deutlich hervortraten. Von ihnen gibt es viele, doch werde ich hier nur auf einen eingehen. Einen, der als Person und/oder Persönlichkeit des öffentlichen Lebens sehr bekannt wurde. Jeden Tag ist er in der Presse anzutreffen und fast jeden Abend im Fernsehen. Ihn könnte ich ohne Vorbehalt eine Persönlichkeit nennen. Schließlich nennt man ihn „Meister"! Zur Einführung verrate ich kurz und knapp, dass es sich um *Ion Cristoiu* handelt. Jenen Ion Cristoiu, der in ganz Rumänien bekannt ist.

Als Student blieb mir Ion Cristoiu durch seine Intelligenz in Erinnerung. Er war nicht besonders fleißig, aber sein Verstand war flink wie der Dämon. Er war im gleichen Jahr wie Marga. War Marga von Kopf bis Fuß lauter Fleiß und Ehrgeiz, so schien Cristoiu nur aus Intelligenz gemacht. Brachte Marga zu Seminaren reihenweise Zettel und Zettelchen, so kam Cristoiu mit den Händen in den Hosentaschen.

Ich erinnere mich daran, dass ich in der Frage, welcher Absolvent des Abschlussjahres für den Lehrstuhl vorgeschlagen werden solle, im Gespräch mit einigen Kollegen vorschlug, Cristoiu an unserem Lehrstuhl einzustellen und Marga dem Lehrstuhl für wissenschaftlichen Sozialismus zu überlassen. Marga, der in der Studentenvereinigung den stärkeren Stand hatte, setzte sich durch.

An dem Lehrstuhl, für den er dann benannt wurde, setzte Cristoiu nicht allzu viel in Bewegung. In aller Eile organisierte er seinen Wechsel nach Bukarest. Zuerst zu der Zeitschrift *Viața Studențească* (auf Deutsch: *Studentenleben*) und dann zu *Scânteia Tineretului* (auf Deutsch: *Funke der Jugend*). Die Wende im Dezember 1989 erlebte er dort.

Nach der Wende trat er bald mit dem Anspruch eines unabhängigen Journalisten und Herausgebers auf. Er gründete eine neue Zeitschrift, *Evenimentul zilei* (auf Deutsch: *Ereignis des Tages*), die in den ersten Jahren des Übergangs gerne gelesen wurde. Nach einiger Zeit gab er aus mir unbekannten Gründen die Zeitschrift aus der

Hand und überließ sie Nachfolgern, die sie noch stärker auf Băsescu ausrichteten als alle anderen gleichgeschalteten Zeitungen.

Ich weiß, dass Ion Cristoiu viel geschrieben hat. Wie viele Bücher es sind, weiß ich nicht, aber die Artikel gehen mit Sicherheit in die Hunderte. Viele davon habe ich mit Vergnügen und Interesse gelesen. Außer der Presse war auch das Fernsehen ein vorrangiges Tätigkeitsfeld. Jahrelang gestaltete er Sendungen mit politischen Analysen und Buchbesprechungen. Als Fernsehmoderator fand ich ihn am besten, als er mit Octavian Paler zusammenarbeitete. Dessen Licht schien auch ihn zu erhellen. Auch er hielt das Gewissen wach, wenn es um die Bedürfnisse des Landes ging. Er begegnete den Verfechtern der Băsescu-Politik sehr kritisch. An einem bestimmten Punkt verfiel er jedoch trotz aller Beteuerungen seiner Unabhängigkeit in den Zustand, in dem er sich auch jetzt noch befindet, er fiel in die Arme des Băsescu-Lagers.

Als er noch im ganzen Land gut angesehen war, als man in ihm einen Vertreter eines aufrichtigen Gewissens sah, wie es auch Paler verkörperte, packte ihn aus heiterem Himmel eine Leidenschaft für alle Damen und Fräulein aus dem Umfeld Băsescus – Udrea, Plăcintă, Ridzi und sogar Eba. Alle lud er zu seinen Sendungen ein und begann, ihnen zu schmeicheln. Als ich sah, wie er Papas Töchterchen lobte und Propaganda für ihre Wahl ins Europaparlament machte, dachte ich mir: Das war's dann wohl mit dem Cristoiu, den ich mal gekannt habe.

Mein letztes Treffen mit ihm muss wohl im August 2010 gewesen sein. Ich war in Bukarest unterwegs und hatte die fünf Bücher, die im gleichen Sommer erschienen waren, für ihn mitgebracht. Da ich seine Adresse nicht kannte, wollte ich die Bücher bei der Bibliothek der Akademie für ihn hinterlassen. Ich hatte gehört, er sei morgens oft dort. Als ich beim ersten Lesesaal jemanden fragte, ob er Herrn Cristoiu kenne, wurde mir gesagt, er sei gerade im Saal, irgendwo weiter hinten. Ich ging zu ihm, er erkannte mich, wir reichten uns die Hand, er war aber ziemlich zurückhaltend, womöglich auf irgendeine Bitte gefasst. Dennoch schlug er vor, wir könnten uns gleich bei einer Raucherpause draußen unterhalten. Wir fanden im Hof der Akademie eine Bank für unser Gespräch. Ich erklärte ihm den Anlass und zeigte ihm meine Bücher. Dazu erklärte ich kurz die Themen. Er sah sich die Bücher an und erwog die Möglichkeit, eine Sendung darüber zu bringen. Er hatte immer noch eine Fernsehsendung, in der er Bücher und Autoren vorstellte. Ich erklärte ihm, dass ich bereits am folgenden Tag nach Klausenburg zurückkehren und demnächst nach Deutschland verreisen würde, um erst im kommenden Frühjahr zurückzukehren. Wenn er mir seine Telefonnummer geben könnte, würde ich ihn nach einiger Zeit zurückrufen, um mich nach seiner Meinung über die Bücher zu erkundigen. Er gab mir eine Mobilnummer, die ich jedoch nie angerufen habe.

Im Gespräch im Hof der Akademie war unter anderem auch von dem Verhältnis zwischen Intelligenz und Charakter die Rede. Wir waren uns darin einig, dass intelligente Leute ausreichend vorhanden sind, während uns die charakterstarken Leute weitgehend fehlen.

Nachdem dieses Thema abgehandelt war, fragte ich ihn, wieso er den Sender *Antena 3* verlassen habe und wie er eine so große Sympathie für die Frauen aus dem Umfeld Băsescus entwickelt habe. Die Frage enthielt sowohl im Wortsinn als auch im Subtext eine deutliche Ladung an Vorwürfen. Ich erinnerte ihn auch an Eba und bemerkte, es sei eine Schande, sie allein deshalb ins Europaparlament zu schicken, weil sie Papas Töchterchen war. Nach diesem Gespräch, aus dem man leicht erkennen konnte, dass wir unterschiedliche politische Positionen vertraten, und nachdem er auch seine zweite Zigarette geraucht hatte, gab ich ihm die Hand und wir wünschten einander Gesundheit und Erfolg. Seither habe ich ihn nur noch im Fernsehen gesehen.

Anlässlich dieser „Begegnungen" habe ich mich immer wieder gewundert und gefragt: Herrgott noch mal, wie kann denn ein Mensch von einem solchen intellektuellen Format so tief im Morast der Băsescu-Politik versinken? Wie kann er sich neben Turcescu zeigen?

Mit den Worten über Cristoiu habe ich die Liste der ehemaligen Studenten einigermaßen abgehandelt, die in der Öffentlichkeit besondere Bekanntheit erlangten. Ich könnte noch von vielen anderen berichten, aber dafür müsste ich eine zweite Reihe eröffnen. Wenn ich zu Hochschulprofessoren, Autoren von Büchern oder Artikeln, Auftritten in der Presse und im Fernsehen usw. übergehen wollte, dann wäre das zu viel für diesen Rahmen. So ist es besser, wenn ich diese Überlegungen, Bewertungen usw. hier beende, da man eben nicht alle und alles einbeziehen kann. Man kann nicht alle bedienen, selbst wenn ich in meinen „Höhlentagen" an sie „alle" dachte.

5.6. Formen des Austretens aus der Welt. Philosophischer Exkurs

In den Monaten, die ich in der Klinik verbrachte, während ich tagsüber das Tageslicht und nachts die Dunkelheit betrachtete, schwärmten meine Gedanken sehr oft aus, und zwar auf alle möglichen Arten und in alle Richtungen. Dabei dachte ich sehr, sehr viel über das Phänomen nach, das medizinisch als *Vollnarkose* bezeichnet wird. Es geht um den Zustand, den ich viermal durchgemacht habe. Nach so vielen Übergängen halte ich inne und frage mich verwundert, wie ich es akzeptieren konnte. Wie ich viermal unterschreiben konnte, dass in dem Fall, dass der Anästhesist mich endgültig einschläfert und ich nach seiner Spritze nicht mehr aufwache, er keine Schuld daran trägt. Die ganze Schuld hätte in dem Fall mich getroffen. Schuld ist immer der Tote.

Die begriffliche Nähe des Einschläferns und des Tötens ist nicht zufällig. Der Anästhesist bringt dich in einen halbtoten Zustand. Er tötet deinen Oberkörper und den wesentlichen Teil der Lebendigkeit, er entfernt dich aus der Welt. Er stellt dich wahrhaftig mit einem Bein in die Welt des Lebens und mit dem anderen in die Welt des Todes. Er lässt dich tot sein, während du noch lebst, und lebendig sein, während du eigentlich tot bist. Ein großes Wunder vollbringen diese Anästhesisten! Sie stellen Leben und Tod Seite an

Seite, lassen sie miteinander spielen. Sie vermengen die beiden so, dass man eine Weile atmet, aber wie tot herumliegt und unglaublich brav bleibt. Man bleibt so brav, dass der Chirurg einen aufschneidet wie ein Stück Gemüse. Mich hat er gründlich zerteilt, schließlich musste er bis zum Herzen und in dessen Inneres gelangen. Der Chirurg kann seine Arbeit dank der Todesstarre des Betäubten verrichten. Er arbeitet fast so wie bei einer Obduktion. Jedoch nur „fast", denn gleichzeitig arbeitet er auch auf das Leben hin, für dessen Perspektive. Im Zustand der Narkose kommen die Gegensätze zwischen den Mechanismen des Lebens und jenen des Todes am direktesten und machtvollsten zum Vorschein. Hier wird eine Schlacht geführt, bei der es um alles geht.

Von der Narkose wanderten meine Gedanken zu deren „älterer Schwester", die als Komazustand bezeichnet wird. Dieser Zustand ist ebenfalls eine Art Tod ohne Sterben und eine Art Leben ohne Lebendigkeit. Es ist ebenfalls eine Art Leben im Inneren des Todes und eine Art Tod in den Armen des Lebens.

Die biomedizinischen Unterschiede und Gemeinsamkeiten der beiden Zustände sind mir nicht ganz klar. Vom Erscheinungsbild her habe ich jedoch den Eindruck, dass wir es mit ein und demselben biomedizinischen Phänomen zu tun haben. Daher habe ich den Komazustand die große Schwester der Narkose genannt. Vom Auftreten her ist das Koma wesentlich eine spontane Narkose, die Narkose wiederum eine Art herbeigeführtes Koma. Im Fall der Narkose setzen die Beteiligten, vor allem die Ärzte, auf das Wiedererwachen des Betäubten, während im Fall eines Komas eine solche Wette kaum noch eingegangen wird. Hier bleiben die Erwartungen an die Entwicklung in die eine oder andere Richtung meistens offen, die Chancen stehen halbe-halbe.

Sobald ich von der Betrachtung der Narkose zum Koma gelangt war, brauchte es nur noch einen Schritt zum Einbeziehen des Todes. Diesen Schritt tat ich auch. Damit gelangte ich zu der Auffassung, dass in Wirklichkeit die drei Phänomene – Narkose, Koma und Tod – trotz aller Unterschiede zum gleichen Typ gehören. Alle drei sind

Formen des Austretens aus der Welt. Die Narkose entfernt dich für einige Stunden aus der Welt, das Koma für mehrere Tage, Wochen, Monate oder sogar Jahre, und der Tod: für immer. Nicht umsonst nennen wir den Tod „die ewige Ruhe".

Ausgehend von dieser markanten Metapher könnte man versucht sein, in die oben genannte Reihe auch den Schlaf einzubeziehen. Dafür gibt es jedoch keinen wirklichen Grund. Der Schlaf als solcher ist ein Lebenszustand, während Narkose und Koma Formen oder Stufen des Todes sind. Während des Schlafes können wir schon erwachen, wenn uns ein Floh beißt. In der Narkose hingegen ... Der Schlaf als solcher führt nicht zum Tod, sondern zu einer erneuten Verstärkung des Lebens. Auf jeden Fall und aus jedem beliebigen Blickwinkel können die angesprochenen Wechselbeziehungen als Momente oder Facetten der großen Gegenüberstellungen zwischen Leben und Tod, Tod und Leben betrachtet werden.

Das Verhältnis zwischen Leben und Tod war und bleibt eines der großen Themen philosophischen Denkens. Bereits Epikur lehrte, dass wir den Tod nicht zu fürchten brauchen. Solange wir da sind, ist er nicht da, und wenn er da ist, sind wir nicht mehr da. Alsdann! Wovor sollten wir uns noch fürchten? Im Abstand von über zwei Jahrtausenden lehrte uns auch Heidegger, dass wir mit dem Sterben bereits bei der Geburt beginnen, dass das Leben als solches ein „Sein zum Tode" ist.

Ausgehend von dieser großen historisch-philosophischen Tatsache schoss mir eines Tages folgende Frage durch den Kopf: Was würden wohl einige der großen Philosophen oder philosophischen Strömungen über den speziellen Fall des Verhältnisses zwischen Leben und Tod bei einer Vollnarkose oder einem Koma sagen? Was würden sie zu den Situationen sagen, bei denen Leben und Tod gemeinsame Sache machen? Könnten einige Orientierungen, sagen wir angesichts des Komazustandes, noch starke Argumente finden? Jedenfalls schien es interessant, mir einige Philosophen am Bett eines Komapatienten vorzustellen und zu sehen, was sie sagen könnten.

Und indem ich ständig darüber nachdachte, was die einen und die anderen sagen könnten, sah ich mich unvermittelt mit der Idee konfrontiert, dass der ontologische Subjektivismus, also der subjektive Idealismus, im Komazustand ein äußerst starkes Argument finden könnte. Von solchen Positionen aus könnte man die Frage stellen: Kann man noch behaupten, dass für jemanden, der im Koma liegt, die Welt existiert? Dass noch irgendetwas um ihn herum existiert? Gab es für meine Nachbarin, die mehr als einen Monat im Koma lag, ihre Kinder noch? Gab es ihre Enkel noch? Verschmolzen sie nicht etwa im Nichtsein? Verschwanden sie nicht völlig? Aber dann? Gab es für mich im Narkosezustand Anca noch? Gab es Sergio noch? Gab es noch irgendetwas? Keine Rede.

Mit einem solchen Argument könnte man eingestehen, dass Sein oder Existieren nicht eine Frage des reinen Vorhandenseins ist, sondern eine **Existenz für jemanden**. Die Existenz als solche ist vorrangig ein Zustand des Bewusstseins und des Gewissens. Nur was einem solchen Zustand entspricht, verdient das Attribut und den Namen *Sein*. Die Frage, was das Dasein ist, was die Existenz als solche ausmacht, zielt auf die Gegenwart bestimmter Geisteszustände ab, auf Zustände eines Selbstbewusstseins. Nur durch die Gegenwärtigkeit/-en eines personifizierten Bewusstseins ist etwas oder kann es sein. Ansonsten ist alles ein Vakuum. Ist alles Nicht-Existenz. Ist alles nichts.

Wie uns zum Beispiel Berkeley – als erster großer Subjektivist der modernen philosophischen Literatur – erklärt hat, bedeutet Sein, wahrgenommen zu werden: *Esse est percipi*. Andere haben das Sein als das Gedachte, Gelebte usw. gedeutet. Die Phänomenologen würden vom Standpunkt eines bis in die letzte Konsequenz verfolgten Transzendentalismus von den konstituierenden Rollen des *Ich*, den noematischen Funktionen des *Cogito*, also von dessen Bekundungen nach außen, sprechen. Heidegger erklärt uns vom Standpunkt eines existenzialistischen Subjektivismus, das *Dasein* sei nicht etwas, das Bewusstsein hat, sondern es selbst sei Nachdenken, sei Bewusstsein. Daher und darum „welte" die Welt durch dieses, die

Welt als solche existiere nur durch die Öffnungen des Daseins, Öffnungen zur Welt als „einfache Gegenwart“, als „Werkzeuge“ und als „andere“. Das Dasein ist nicht ein Mensch als solcher, ein Jemand, eine Person, es ist der Mensch als metaphysische Entität – sowohl ontisch als auch ontologisch.

Am Bett eines Komapatienten würde Heidegger sagen, dieser Zustand sei nur eine Phase des Austretens des Menschen aus der Welt, seiner Bewegung auf das Nichts zu. Nicht nur sein persönliches Nichts, sondern ein absolutes Verschwinden.

Nicht weit von der Position Heideggers entfernt könnte man die Grundhaltung Jean-Paul Sartres einordnen. Bei diesem wird der Mensch als große metaphysische Realität nicht mehr „Dasein“ genannt, sondern „*Für-Sich*“. Tatsächliche, authentische Existenz besitzt nur das „Für-Sich“. Das „An-Sich“ hingegen verdiene die Bezeichnung Existenz nicht wirklich. Die Welt als Welt gehört nicht den „An-Sichs“, sondern nur dem, was in und „für sich“ entsteht und sich bewegt.

Es ist gar nicht so einfach, auf die philosophischen Formeln jeglichen ontologischen Subjektivismus eine Antwort zu finden. Diese Formeln haben im tiefen Schlaf und in der ewigen Ruhe mächtige Argumente. Tatsächlich scheint es sehr naheliegend einzugestehen, dass alles von Zuständen des Bewusstseins und des Gewissens abhängt, dass mit deren Verschwinden – Tod, Koma, Narkose – alles in sich zusammenfällt. Existieren bedeutet zu wissen, dass man da ist, dass die Welt da ist, dass die anderen da sind. Dass Mond und Sonne da sind. Und wenn nicht? In meinen Stunden der Narkose war alles Nichts, war es Inexistenz. Also ist nicht die Existenz der Dinge Quelle und Grundlage der Existenz, sondern Bewusstsein und Gewissen sind Quelle und Grundlage der Existenz der Dinge. Ohne die Beteiligung von Bewusstsein und Gewissen wird die ganze Welt der Dinge ein großes Nichts. Es scheint, dass der subjektive Idealismus nicht einfach eine Dummheit ist. Im tiefen Schlaf und in der ewigen Ruhe hat er ziemlich solide Argumente. Und dennoch – und dennoch. Scheinbar liegt es mir nicht, für die Idee einzustehen, dass die Welt für die Dauer von Narkose oder Koma verschwindet und danach beim Erwachen aus solch einem Schlaf neu ersteht. Und dennoch, dennoch muss die Welt fortbestehen, selbst wenn wir für immer ruhen. Wir können die Welt als Welt nicht mit ins Grab nehmen. Wir können Himmel und Erde nicht vernichten, indem wir im Nichts entschwinden.

Um zu verstehen, wie und warum wir vergehen und die Welt übrig bleibt, müssen wir klar zwischen dem Sein *an sich* und dem Sein *für jemanden* unterscheiden. Die Existenz an und für sich ist und bleibt unabhängig von uns, unabhängig von der Tatsache, dass wir sind oder nicht sind, dass wir sie wahrnehmen oder nicht, ja selbst von der Frage, ob wir sie denken oder nicht. Die Existenz ist sich selbst genug. Sie ist so, wie sie ist. Sie ist da, unabhängig davon, ob sie als heilige Natur da ist oder als ein großer und wesentlicher Geist, der niemandem gehört.

Im Gegensatz zu jeglicher Form des Subjektivismus erscheint es natürlicher und vernünftiger einzugestehen, dass der Mensch nicht Quelle und Grundlage der Welt ist, sondern in einer Welt ist und sich bewegt, die über ihm steht. Man könnte dem Subjektivismus entgegensetzen, dass er den Menschen zu sehr überfordert, dass er ihn philosophisch zu hoch einordnet. Man könnte ihm entgegnen, dass gerade die Existenz des Todes ihm ein großes, beachtliches Argument entgegenstellt. Wir sterben ja eben durch die Tatsache, dass der Tod uns von außen ereilt. Er kommt durch die Naturgesetze auf uns zu, wenn wir seitens der materialistischen Philosophen argumentieren, oder durch die Regelmechanismen eines angenommenen Geistes, der zu niemandem gehört.

Wäre die Welt von uns abhängig, von Zuständen des persönlichen Bewusstseins, so könnten wir uns auf eine ewige Existenz verlassen. Wunsch und Wille sind ja ebenfalls Geisteszustände. Würden wir sie für uns arbeiten lassen, so hätten wir vielleicht niemals Lust, krank zu sein, in tiefen Schlaf zu fallen oder einfach so zu sterben. Wenn es nach Bewusstsein, Wunsch und Willen ginge, wären nur jene gestorben und würden nur jene sterben, die sich selbst umbringen. Ob wir es wollen oder nicht, irgendwann werden wir alle zur ewigen

Ruhe gelangen. Wir werden nicht anders sein als alle vor uns und alle, die noch kommen werden.

Der Tod an sich ist ein großes, mächtiges Gegenargument zum philosphischen Subjektivismus. Er ist ein mächtiges Argument für den Realismus, für jene philosophischen Positionen, die behaupten, dass die Welt nicht von uns abhängt, sondern im Gegenteil wir von ihr abhängig sind. Der Tod an sich beweist uns, dass die Außenwelt uns beherrscht. Sie bestimmt über Geburt, Leben und Tod.

Unter den Orientierungen, die davon ausgehen, dass Geburt und Tod uns durch äußere Kräfte und Gesetzmäßigkeiten gegeben sind, setzt die älteste und vielleicht auch am meisten verbreitete alles auf die Karte der Existenz des einzigen und allmächtigen Gottes. Diese Orientierung ist unter dem Namen Monotheismus bekannt und wird bekanntlich in Judentum, Christentum und Islam unterteilt. Der einzige Gott zeigt sich in der Religion als Gott des Mose, Jesus beziehungsweise Mohammed. Diese drei Orientierungen sind Philosophie – und doch auch nicht. Sie sind nur dann Philosophie, wenn wir wie Marx die Religion als eine Art Logik der Welt in volkstümlicher Form akzeptieren, wenn wir sie als eine Philosophie akzeptieren, die nicht ganz und gar als Philosophie daherkommt. Sie entsteht und etabliert sich durch Bekundungen des Glaubens, die nicht durch die Feuertaufe der Vernunft gegangen sind oder gehen werden.

Aber egal wie wir sie betrachten, wenn es um den Menschen und seine Schicksale geht, gehen die eben erwähnten religiösen Orientierungen von den gleichen Quellen aus und treffen sich an den gleichen Positionen des Denkens.

Sie gehen alle vom biblischen Text aus – davon, was uns über Gottes Tun am sechsten Tage gesagt wird. Es wird uns gesagt, er habe den Menschen erschaffen. Er formte ihn „aus Erde vom Ackerboden und blies in seine Nase den Lebensatem“. So gab er dem Menschen eine „lebendige Seele“. Von dieser Idee der Doppelnatur des menschlichen Wesens – Leib und Seele – war es nur noch ein Schritt bis zur Behauptung der Autonomie der Seele und ihrer Unsterblichkeit. Und dann nur ein weiterer Schritt bis zum „Leben im Jenseits“.

Die Idee, dass nur der Körper stirbt, während die Seele für sich allein in alle Ewigkeit weiterleben könne, ist eng an den Sündenbegriff gebunden. Dieser wiederum lehnt sich eng an die Idee Gottes als Quelle und Grundlage der Moral an. Davon ausgehend kommen dann wie von selbst Vorstellungen vom Jüngsten Gericht, von Himmel, Hölle usw. an die Reihe.

Übereinstimmend mit dem oben Gesagten erscheint das Koma in religiöser Sicht als eine Art Hinterzimmer des irdischen Lebens und Vorzimmer des ewigen Lebens. Im Komazustand verlässt ein Teil der Seele den Leib und schwingt sich zu den Himmeln auf. Hier entscheidet der Allerhöchste, ob er auch die übrige Seele zu sich beruft oder sie in den Leib zurückschickt und ihr noch einige Jahre gewährt. In diesem Spiel der geistlichen Zustände hat Gott ganz allein die Verfügungsgewalt. Er hält den ganzen Prozess in seinen Händen, er lenkt den Kampf zwischen den Mechanismen des Lebens und jenen des einsetzenden Todes. Der Sieg des Todes bedeutet das Verschwinden des letzten Seelenrestes aus dem Körper, das Erlöschen des Impulses, der die Schläge des Herzens und die Bewegung der Lungen beherrscht. Der Tod als solcher ist der große Übergang des Körpers von einem System von Geweben und Zellen zu einem bloßen Molekülhaufen. Er bedeutet den Übergang von einem bio-psychischen Sein zu einem lediglich physisch-chemisch zu definierenden Etwas. In diesem „lediglich physisch-chemischen" Etwas geht die Entropie ungehindert ihren Spielen nach.

Die monotheistische Art, die Verhältnisse zwischen Leben und Tod zu benennen und zu betrachten und vor allem, sie auf die Situationen anzuwenden, in denen wir halb tot und halb lebendig sind, verdient einige allgemeinere Anmerkungen. Eine solche Anmerkung wäre, dass die Idee der Unsterblichkeit der Seele eine große Idee ist. Ich würde sogar sagen, eine sehr große. Und das kommt daher, dass unsere ganze Sehnsucht nach Unsterblichkeit darin zum Ausdruck kommt. Die Vorstellung vom jenseitigen Leben erfasst und bekennt das sehnlichste Streben unseres Wesens, das Streben nach Ewigkeit. Es ist keinesfalls zufällig, dass wir zu Weihnachten singen „Engel bringen frohe Kunde" als Ausdruck der Freude über die Überwindung der Vorherrschaft des Todes: „Heut will sich der Himmel teilen." Dass dieser Sieg über den Tod ein Trugschluss, eine Illusion ist, zählt nicht. Was zählt, ist, dass wir in dieser großen Illusion einen Weg zu unserer Unsterblichkeit gefunden haben. Es zählt, dass wir gewagt haben, wie Gott zu sein – unvergänglich.

Es heißt, die Vorstellung vom jenseitigen Leben könne trotz ihrer illusorischen Anmutung den Menschen helfen, dem Tod leichter ins Auge zu sehen. Das mag sein oder auch nicht sein. Indem die religiöse Propaganda ständig die Sünde in den Vordergrund stellt und mit dem bevorstehenden Jüngsten Gericht und den Qualen der Hölle droht, macht sie den Schrecken des Sterbens kaum erträglicher.

Ich glaube, wir könnten uns das Sterben erleichtern, wenn wir ihm mit der Haltung des unsterblichen Sokrates begegnen. Das würde bedeuten, dass wir der Stunde unseres Todes mit der Ruhe und Gelassenheit entgegensehen, mit der er seinen Schierlingsbecher trank. Sicher könnten wir gelassener sterben, wenn wir vernünftig zustimmen könnten: Alles, was entsteht, ist wert, dass es zugrunde geht. Ein solcher Grundsatz ist auch im Denken und in der Philosophie Hegels der logische Zielpunkt, da die hegelsche Dialektik sich in überzeugender Weise aus der Bündelung der Grundkonzepte ergibt: Widerspruch, Werden, Quantität, Qualität, Maß, Verneinung und Verneinung der Verneinung. Darüber oder darunter sind die beiden Schemata angesiedelt – an sich, für sich, an und für sich; These, Antithese und Synthese. Im Lichte all dieser Bewegungen erscheinen sowohl Gesundheit als auch Krankheit, sowohl Leben als auch Tod als Momente des ewigen Fließens.

Wir könnten leichter sterben, wenn wir auf Heidegger hören würden, wenn wir mit ihm anerkennen würden, dass der Tod als Moment und Dimension des Daseins der letzte Sinn des Lebens ist. Er ist dessen blindes Ziel. Er ist weder gut noch böse. Er ist einfach nur da. Er ist ganz einfach die Erfüllung des Lebens.

Nicht weit von Heidegger entfernt könnten wir auch Sartre einbeziehen. Selbst wenn der Tod das große Absurdum ist, müssen wir uns ihm stellen. Wir müssen begreifen, dass die Stunde des Todes jene Stunde ist, in der das „Für-Sich“ erlischt und in die Welt der „An-Sichs“ übergeht.

Nirgendwo in den hier erwähnten Philosophien treffen wir etwas an, das an Gott den Schöpfer, den Richter, den Allliebenden usw. erinnert. Nirgendwo eine Erwähnung des Lebens im Jenseits, der Sünden, des Himmels oder der Hölle. Es wird nirgendwo so etwas wie ein „ewiges Leben“ versprochen. Alles, alles reiht sich ein in die Gegebenheiten der umgebenden Natur und der allgemein-menschlichen Natur.

In meinem Philosophiespiel habe ich auch andere Philosophen und Orientierungen ans Bett des Komapatienten gebracht. So zum Beispiel den unsterblichen Aristoteles. Dieser hat die Rolle der sogenannten Entelechie – zu unterscheiden von seinem Begriff der Energeia – in der Betrachtung der Lebensphänomene ausführlich behandelt. Ebenso hat er über die vier Ursachentypen gesprochen, Material, Form, Wirkung und Ziel, und diese Ursachen locker für die Sonderfälle Gesundheit und Krankheit, Leben und Tod identifiziert.

Ich zog auch den großen Kant heran. Er sprach mehrere Stunden darüber, dass in seiner Philosophie Leben, Tod, Koma, Krankheit usw. Dinge an sich sind, also Dinge, die trotz all unserem Streben nach Erkenntnis – Sensibilität, Intellekt, Vernunft – sich unserer kognitiven Erfassung prinzipiell entziehen. Wir wissen zwar, wie wir sie sehen und denken, aber wir wissen nicht, ob sie genau so sind, wie unsere Sinne sie uns zeigen oder wie unser Denken sie enthüllt.

Kant hat auch ausführlich über Gott und das jenseitige Leben gesprochen. Er findet, dass diese beiden Ideen erst durch ihre Wechselwirkung einen Sinn erhalten. Ebenso sagt er, dass der Gottesbegriff dem Wesen nach antinomisch ist. Die Vernunft kann ihn gleichermaßen begründen und widerlegen. Wenn er irgendwo und irgendwie behauptet werden kann, dann wirklich nur im Bereich der praktischen Vernunft, also der Moral. Und zwar in dem Maße, in dem Gott als Quelle und Grundlage des moralischen Handelns erscheint. Eine solche Moral, meinte Kant, entspreche jedoch nicht der Menschenwürde und sei dazu gar nicht in der Lage. Sie lässt Christen niederknien und Moslems in der Niederwerfung zum Gebet mit der Nase an den Boden stoßen. Um von einer anderen Moral zu sprechen, die von jeglicher Gottesfurcht frei ist, so Kant, müssen wir die Moral der menschlichen Qualität annehmen. Wir selbst sollen Quelle und Garant des moralischen Handelns sein. Eine solche Moral bezieht sich auf das moralische Gesetz in uns, sie erschließt sich aus dem kategorischen Imperativ: Handle so, dass der Maßstab deines Verhaltens zum Gesetz für alle werden kann. Oder: Betrachte einen jeden als Selbstzweck, niemals als Mittel zu einem anderen Zweck. Und darüber hinaus meinte Kant ... und dann wiederum ...

All diese Erkenntnisse bei Kant und vielen anderen hätten eingehendere Darstellungen und entsprechende Kommentare verdient. Diese werde ich auch im Folgenden nicht bringen. Die Seiten dieser Geschichte würden sich sonst vervielfachen. Schon jetzt habe ich den Eindruck, zu gründlich auf die Philosophie eingegangen zu sein. Trotzdem hier noch einige Zeilen zum Neopositivismus. Einer seiner Vertreter hat das ganze Gerede über Leben, Tod, Gesundheit, Krankheit, Koma, über Ewigkeit und Nicht-Ewigkeit ins Lächerliche gezogen. Die ganze diskutierte Thematik sei falsch gestellt. Von so etwas solle man lieber schweigen.

Es wäre gut, wenn wir dazu schweigen könnten, aber das können wir nicht. Unsere Eigenschaft als Menschen hindert uns daran. Sie macht uns nicht nur zu Forschern und Dichtern, sondern auch zum *Homo philosophus*. Für uns als Philosophen ist es angebracht und nötig, über die Bedingungen und Kernwahrheiten des Lebens nachzudenken, um besser zu verstehen, was der Tod bedeutet und wohin er uns führt.

Es geht darum zu begreifen, dass er uns tatsächlich irgendwohin führt, wo es „weder Trauer noch Wehklagen" gibt – aber er führt uns auch nicht zum „ewigen Leben". Wenn er uns irgendwohin führt, dann nur und ausschließlich ins Nichts. In das Nichts der Nichtse. Im Nachdenken über den Tod können wir lernen, die Schönheit und die Schönheiten des Lebens besser zu begreifen.

Wir können lernen zu begreifen, dass wir nicht beliebig lange leben und daher auch nicht beliebig dahinleben sollten. Vielleicht werden wir lernen zu begreifen, dass das Leben geschätzt werden will. Wir sollen es schätzen und in seinen Werten eine Harmonie finden, in der die menschlichen Maßstäbe die Oberhand gewinnen. Wir sollen uns nicht nur für Gut und Geld abmühen, sondern vor allem für Wahrheit, Güte und Schönheit. Wir sollen uns so abmühen, dass wir etwas für die Nachwelt hinterlassen – ein Kind, eine Blume, eine Idee und vielleicht sogar ein Gedicht.

5.7. Über die Băsescu-Politik

Nach den naiven Einsichten, mit denen ich meine Gedanken und Notizen zu philosophischen Themen abgeschlossen habe, ist es nun vielleicht an der Zeit, etwas zu meinen politischen Überlegungen zu schreiben. Auch solche Themen gab es auf dem Feld meiner Gedankenspiele. Sie gehören ebenfalls zur Geschichte meiner Operation. Zu einer Geschichte, die nicht nur eine Erzählung war, sondern eine sehr wahre Begebenheit, eine am eigenen Leib erlebte, hautnah erfahrene Geschichte.

In meinen politisch geprägten Gedanken ging ich nicht sehr weit. Ich gelangte zum Beispiel nicht zur Politik der Globalisierung, zum chinesischen Wunder, zu den politischen Fehlschlägen Amerikas in den strategischen Gebieten. Viel intensiver dachte ich über Momente und Aspekte der Politik auf dem Gebiet Rumäniens nach. Und hier gab und gibt es genug, was Fragen aufwirft und auf Antworten drängt.

Von den vielen Fragen, die diesen politischen Raum bestimmen, verfolgte mich jedoch am meisten und am hartnäckigsten die Frage nach Băsescu und der politischen Linie, die mit seiner Führung zusammenhängt. Um es auf den Punkt zu bringen: Was ist die Băsescu-Politik oder was könnte sie sein? Als ich vor der Diagnose meiner Erkrankung in Rumänien war, hing diese Frage in der Luft. In einigen Zeitungen und durch viele Fernsehsendungen hatte sie schon begonnen, sich in einigen Konturen abzuzeichnen. Dies weckte noch stärker meine Aufmerksamkeit und war ein Ansporn, sie auf meine eigene Art zu konturieren.

Manche meinten oder gaben zu verstehen, die Benennung und Beschreibung dieser politischen Linie sei kinderleicht. Sie deuteten an, die Băsescu-Politik umfasse alles, was von Băsescu kommt, alles, was er auf die Bühne unseres politischen Lebens ausgießt. Eine solche Meinung ist gleichzeitig zu abstrakt und zu konkret. Zu abstrakt, weil sie nichts sagt, und zu konkret, weil sie alles sagen will. Diese letztgültige Bedeutung würde ja nicht nur das umfassen, was im Palast Cotroceni beschlossen und auf Pressekonferenzen verkündet wurde, sondern auch das ganze Geschwätz von Arbeitsbesuchen und Stammtischtreffen. Aber jede echte Definition und jede echte Charakterisierung muss etwas Wesentliches aussagen, das sich in allen konkreten Gesten wiederfindet.

Gleichzeitig ist der Standpunkt, die Băsescu-Politik umfasse alles, was von Băsescu kommt, auch sehr neutral. Er eignet sich ebenso fürs Pro wie fürs Kontra, für die Anhänger wie für die Gegner. Auf politischer Ebene führt der Neutralismus jedoch nirgendwohin. In der Politik muss man Stellung beziehen. Und zwar auch dann, wenn man Gesten, Worte, Taten, Konzepte erklären will.

Von ausdrücklich Băsescu-nahen Positionen ausgehend haben einige in Presse, Fernsehen usw. erklärt, die Băsescu-Politik sei eine neue „ideologische" Strömung oder eine neue „Doktrin". Wer so etwas behauptet, ist ein unverbesserlicher Băsescu-Fan. Solche Leute richten ihr ganzes Denken und Fühlen auf Băsescu aus. Ihre große Unterwürfigkeit lässt sie dermaßen unsinnige Behauptungen aufgreifen. Sie wollen dem Präsidenten Lobeshymnen singen, ihn glauben lassen, er könne der Urheber einer neuen Ideologie und Doktrin sein. Wie kommt man denn dazu? Woher nimmt man solche Ideen, wenn unser Băsescu kaum eine Ahnung davon hat, was Doktrinen und Ideologien überhaupt sind?! Er kommt schon ins Durcheinander, wenn es um die weit einfachere politische Frage geht – rechts oder links. Er verwechselt die Positionen so sehr, dass er einmal über Nacht von der Linken zur Rechten gewechselt ist. In dem, was er tut, erkennt man weder rechts noch links. Heraus kommt etwas, das mal so, mal anders ist, je nach seinen täglich wechselnden politischen Kapricen. Er hat keinerlei Ideologie, keinerlei Doktrin, kein Rechts und kein Links, weil er in dem, was er sagt und tut, nur sich selbst sieht.

Die Meinung, die Băsescu-Politik sei eine „neue Linie" der Ideologie oder Doktrin, ist so unsinnig, dass sie meiner Meinung nach keine ernsthafte Beachtung verdient. Wenn man sich zu sehr auf unseriöse Dinge konzentriert, wird man selbst unseriös. Also ...

Also gehe ich zu jenen über, die in der Băsescu-Politik nur eine neue Methode sehen, Politik zu machen, Präsidentschaft zu spielen. Eine neue Art der Tagespolitik. Wenn wir unter Art, Form und Stil der Politik etwas zwischen Demokratie und Diktatur verstehen, dann könnte sich die Băsescu-Politik darin wiederfinden. Es ist eine Art Diktatur, die in etwas Demokratischem verpackt ist, und eine Demokratie, die auf Teufel komm raus immer wieder Diktatur hervorbringt. Indem sie sowohl das eine als auch das andere sein will, ist die Băsescu-Politik letztlich keines der beiden. Sie ist eine schlechte Vermengung von beidem. Als Form der Diktatur kommt die Băsescu-Politik jedoch keiner großen Diktatur der jüngeren Geschichte in die Nähe – Hitler, Stalin, Mao usw.

Ein solcher Vergleich würde die genannten Diktaturen in die Lächerlichkeit ziehen. Sie wurden von starken Persönlichkeiten angeführt. Negative Persönlichkeiten, aber immerhin Persönlichkeiten. Und bei uns?! Wo gibt es bei uns eine Persönlichkeit? Băsescu ist nicht einmal als Person klar umrissen. Er ist einer, der von seinen Launen beherrscht wird. Die genannten Diktaturen brachen aus umfassenden und starken Ideologien hervor. Und bei der Băsescu-Politik? Woher? Wo sollte da die Ideologie herkommen? Woher eine Doktrin? In unserer Băsescu-Politik wird alles improvisiert. Die genannten Diktaturen haben Geschichte gemacht. Eine böse Geschichte, aber immerhin Geschichte. Und die Băsescu-Politik? Welche Geschichte? Woher sollte da Geschichte entstehen?

Unser Băsescu reicht noch nicht einmal an Ceaușescu heran. Der hatte eine Überzeugung, für die er kämpfte und starb. Ob es uns gefällt oder nicht, er hinterließ wenigstens einige Spuren. Und Băsescu? Was hinterlässt er uns? Nichts, würde ich sagen, absolut nichts. Wobei ich das korrigieren muss. Scheinbar hinterlässt er uns doch etwas, nämlich seine politische Unart und einen großen Haufen Schulden. Er hinterlässt uns ein hässliches, schweres Erbe, mit dem nicht nur die gegenwärtige Regierung zu kämpfen hat, sondern noch viele künftige Regierungen.

Als Vermischung von Demokratie und Diktatur kann die Băsescu-Politik auch den etablierten Demokratien nicht besonders nahestehen. Vor allem jenen im Westen und Norden. In diesen Demokratien sind die Parteien klar aufgestellt, das heißt, sie halten sich an ihre Doktrinen und Programme. Sie wissen, wen sie vertreten und was sie für das Land leisten wollen. Parteien, die etwas auf sich halten, arbeiten normalerweise nach dem Prinzip: Zuerst kommt das Land, zuerst kommen seine Menschen. So eine Partei ist nicht nur für ihre Parteimitglieder da, geschweige denn nur für die Parteiführung. Bei der Gründung dieser Parteien war deutlich, dass die politische Tätigkeit die selbstloseste, gemeinnützigste Form gesellschaftlicher Betätigung ist und sein muss.

Und bei uns?! Bei uns scheinen die Parteien nur für ihre Mitglieder da zu sein. Die anderen kommen erst danach, wenn dann noch Platz oder sonst etwas übrig ist. Mehr noch, die Herzenspartei des Herrn Băsescu ist zu seinem Eigentum geworden. Sie dient nur noch seinen Wünschen und Launen. Băsescu hat seine Führungsrolle nie im Dienste anderer ausgeübt, sondern nur zu seinem eigenen Vorteil. Der politische Egoismus ist eines seiner Wesensmerkmale.

In Demokratien, die etwas auf sich halten, sind die Wahlen der Grundpfeiler der Demokratie. Die Wahlkämpfe sind das, was sie sein sollen, nämlich öffentliche Debatten über Ideen und Programme, über Themen der Gegenwart und vor allem der Zukunft. Debatten, die mit politischen Mitteln und nichts anderem geführt werden. Sie sind wirklich nicht nur Wahlpropaganda. Der Wahltag ist ein Feiertag, ein Tag der Bilanz. Die Ergebnisse sind unantastbar. Die abgegebene Stimme wird geachtet. Schließlich geht es um das Wesen der Demokratie. Und bei uns?! Was hat der Herr Băsescu bei uns aus den Wahlen gemacht? Eine Art Karikatur. Die Wahlkämpfe sind zu einem Geplänkel unter Politikern und über Politiker verkommen. Sie sind zu Zeiten geworden, in denen tatsächlich Stimmen gekauft und verkauft werden. Bei uns wurden zur Zeit Băsescus die Stimmen so gezählt und addiert, dass der Herrscher wiedergewählt oder jedenfalls nicht abgesetzt wurde. In den Augen dieser Herrschaft hatte die Regel der Mehrheit – diese heilige Regel der Demokratie – kaum noch eine Bedeutung. Băsescu spielte mit der Mehrheit, wie er wollte. Schließlich sollte die Demokratie als Diktatur dienen.

In jeder einigermaßen normalen Demokratie spielen die Mächte und Institutionen des Staates ihr jeweiliges Spiel und nichts anderes. In diesem Spiel ergänzen und harmonisieren sie einander. Sie bewegen sich in einem dynamischen Gleichgewicht. Keine Macht und keine Institution verlässt ihre Fahrbahn, keine besetzt fremde Gebiete. Nur bei uns kam diese Regel schrecklich unter die Räder. Băsescu hatte die Vorstellung, die Präsidentschaft – also er – müsse sich um alles kümmern und überall dabei sein: Regierung, Parlament, Polizei, Justiz, Armee, Geheimdienst usw. Im Bestreben, alles zu schaffen, erreichte er nichts. Hingegen schmückte er sich immer wieder mit fremden Federn. In dem Wunsch, überall zu diktieren, errichtete unser Băsescu eine sehr hässliche Diktatur. Jemand [sc. Ion Iliescu] meinte einmal, wir würden gegebenenfalls eine „originelle“ Demokratie aufbauen. Mit Sicherheit dachte er jedoch nicht an die Umwandlung der Demokratie in eine Diktatur. Wenn also die Băsescu-Politik im Kern weder Diktatur noch Demokratie ist, was könnte sie denn sein? Was wäre ihr wesentliches Merkmal? Als Versuch einer Antwort würde ich zu behaupten wagen, dass *die Băsescu-Politik ein abstoßendes Gemisch aus Diktatur und Demokratie ist*. Ein Gemisch, in dem die bestimmende Dominante *das überbetonte Streben nach Macht und immer noch mehr Macht* ist.

Diese Dominante entspringt fast spontan einem übergroßen Machtinstinkt, der so beherrschend ist, dass er keinen Platz für Vernunft und Normalität lässt. Er scheint direkt von einem besonderen Gen erzeugt zu werden, das die Machtgier zu einer wahren Krankheit macht. Es erzeugt eine Paranoia. Durch diese Krankheit lässt sich unser Herr Băsescu eher im Rahmen einer politischen Zoologie beschreiben als mit der menschlichen Bedeutung eines *Zoon politikon*.

Ein wahres politisches Menschenwesen ist geprägt durch Vernunft und Normalität. Durch zivilisierten Dialog und nicht durch endlose Diskussionen. Durch das Maß der Dinge und nicht durch das Überschreiten jeden Maßes. Jeder normale politische Mensch denkt zuerst an die anderen. Er entfremdet das Politische nicht von dem Grundzweck einer gesellschaftlichen Tätigkeit zum Wohl der anderen. Er begreift, dass das politische Wirken von allen gesellschaftlichen Tätigkeiten die am wenigsten egoistische ist. Für ihn sind die anderen immer zuerst Selbstzweck und erst danach gegebenenfalls auch Mittel.

Im Fall Băsescu haben wir es jedoch kaum mit einem solchen Verständnis zu tun. In seiner Art, Politik zu machen, steht er am Anfang, in der Mitte und am Ende. Bei ihm funktioniert fast uneingeschränkt das Prinzip: an erster Stelle ich, an zweiter Stelle ich und an dritter Stelle ebenfalls ich. Eine Partei zählt nur, wenn sie seine Partei ist, die anderen Leute zählen entweder als Diener oder als Wähler. Das ganze Land soll ihm zu Füßen liegen. In seinem Machtstreben kennt der Herr Băsescu keinerlei Maß. Kein Maß bei der Beseitigung seiner politischen Gegner, kein Maß bei der Behauptung seines Machtanspruchs. Er hat kein Problem damit, heute das eine und morgen das andere zu sagen.

Ein Politiker, der sich im Rahmen der Normalität bewegt und irgendwann feststellt, dass die Leute ihn nicht mehr wollen und Millionen gegen ihn stimmen, zieht die ehrenhafte Konsequenz und tritt zurück. Bei unserem Präsidenten ist so etwas jedoch nicht möglich. Die krankhafte Machtgier lässt es nicht zu, dass er eine solche Geste in Betracht zieht. Diese Krankheit wird ihn bis zum Tod verfolgen.

Nun, da er auf der Zielgeraden ist und weiß, dass er den Palast Cotroceni verlassen wird, ist klar zu erkennen, wie er auf nichts anderes aus ist, als noch weiter in der Politik zu bleiben. Im Vordergrund zu bleiben. Um dann aus diesem Vordergrund wieder nach Cotroceni zurückzukehren. Wenn er das schafft, wird er wieder an eine Verfassungsänderung denken, um so auf Lebenszeit Präsident bleiben zu können. Sollte ihm das gelingen, wird er wahrscheinlich darüber nachdenken, sich zum Kaiser krönen zu lassen. Die Krankheit, die Krankheit der Machtbesessenheit lässt ihm keine Ruhe. Sie gibt ihm solche Gedanken ein.

Nachdem wir nun das Wesentliche des Băsescu-Stils im politischen Handeln beschrieben haben, können wir durch die Betrachtung der Phänomenologie zu einer zweiten Annäherung an das Wesen der Băsescu-Politik gelangen. Wir können sagen, dass es dabei um *eine Handvoll hässlicher politischer Unarten* geht. Die eindeutigste davon haben wir bereits genannt: *die krankhafte Machtgier*. Daraus entspringt scheinbar direkt die *Unverschämtheit*. Unser Băsescu war und ist besonders frech und schamlos. Er hat ein dickes Fell wie ein Nilpferd. Nur so ist zu erklären, wie unbekümmert er selbst nach dem zweiten Referendum [zu seiner Absetzung] im Fernsehen auftritt. Nur so ist zu erklären, dass er daran denkt, in Zukunft mindestens noch einmal Präsident zu werden.

Nicht weit von der Unverschämtheit entfernt steht die Unart der *Korruption*. Unser Băsescu ist auch ein sehr korrupter Politiker. Er pflegt gegen die Korruption anzuschreien, um Platz für seine eigenen politischen Schachzüge zu schaffen. Vor allem wenn es um Gesten der politischen Korruption geht, erweist er sich als extrem begabt.

Nach den beiden Unarten im Bereich der Phänomenologie liegen auch *Demagogie* und *Populismus* sehr nahe. Diese beiden Unarten sind eng verbunden, aber nicht identisch. Demagogie bedeutet, Dinge zu versprechen, von denen man weiß, dass man sie nicht halten kann. Populismus bezeichnet die Stammtischmentalität, mit der man bei allen möglichen Unterhaltungen nach Wahlstimmen fischt.

Ebenfalls nicht weit entfernt ist die Unart der *Lüge*. Unser Herr Băsescu sieht kein Problem darin, wenn er Dinge sagt, für die es in der Wirklichkeit keine Deckung gibt. Er erinnert stark an das Gedicht von Vlahuţă: „Die Lüge sitzt mit dem König bei Tisch."

Eine weitere Unart, die mit den genannten eng verbunden ist, bezeichne ich als *Saat des Skandals*. Dafür befindet sich unser Präsident in einem dauernden Wahlkampf. Nie verliert er seine Gegner aus den Augen. Ständig kritisiert er, ständig entzweit er. All das tut er mit einem gerüttelten Maß an *Scheinheiligkeit*. Ständig will er anders erscheinen, als er ist. Er hat jede Menge Minderwertigkeitskomplexe, aber er würde nie dazu stehen.

Eine weitere grundlegende Unart wäre die *Inkonsequenz*. Für ihn spielt es keine Rolle, wenn er heute das eine und morgen das andere sagt. Seine Worte haben kaum eine Tragfähigkeit. Für ihn war es kein Problem, vom linken in das rechte politische Lager zu wechseln. Kein Problem, die PDL für die PMP einzutauschen. Kein Wunder, dass so viele Inkonsequenzen auftreten, wenn das politische Leben des Herrn Băsescu keiner Ideologie, keiner Doktrin, keinen Prinzipien folgt.

All dies scheint von einem allgemeineren Merkmal umhüllt – der *Niedertracht*. Als Băsescu an die Macht kam, konnte er gar nicht laut genug versprechen, mit dem bisherigen „niederträchtigen System" aufräumen zu wollen, nur um dann ein noch niederträchtigeres System zu errichten.

Außer den bisher betonten Unarten lassen sich noch zwei weitere ableiten – die *Selbstbereicherung* und der *Hohn*. Die Selbstbereicherung kann an die Korruption angegliedert werden, der Hohn an den Populismus.

Das waren so ungefähr die Gedanken, die mich in der Klinik während meiner inneren politischen Spiele beschäftigten, wenn ich nach dem Wesentlichen und der Phänomenologie im politischen Betrieb suchte. Und ich glaube nicht, dass ich damit falsch liege. Wenn ich irgendwo Fehler gemacht habe, mögen sie nicht allzu schlimm gewesen sein. Aber das Urteil gebührt anderen.

6. Ohne Fazit

Ich habe mein Leben in der Klinik mit dem Leben der Menschen in Platons Höhlengleichnis verglichen, jener Menschen, die nur die Schatten der Dinge sehen konnten und diese für die wahre, echte Wirklichkeit hielten. Diese Annäherung habe ich gewählt, weil vom Fenster einer Klinik aus – wie ich bereits erwähnt habe – die Verhältnisse zwischen wirklich und unwirklich, echt und unecht tatsächlich anders erscheinen. Durch ein solches Fenster sieht es sehr ernsthaft danach aus, als finde in der Klinik das wahre Leben statt, denn hier kämpfen die Leute schließlich um die Grundbedingung ihres Lebens, die Gesundheit. Die da draußen sind wie verrückt. Verrückt deshalb, weil sie Dingen nachlaufen, die viel zu unwesentlich sind – Geld, Kleider, Luxus, Abenteuer, weitere Abenteuer usw. Allein das Leben in der Klinik ist echt. Das da draußen ist falsch oder voller Täuschungen.

Nach dem Verlassen der Höhle brauchte ich wieder eine Zeit der Anpassung. Das Leben da draußen schien mich zu blenden und zu ermüden. Viele elementare Dinge hatte ich offenbar verlernt. Ich musste scheinbar wieder lernen zu gehen, Treppen auf- und abzusteigen. In den ersten Tagen nach der Heimkehr hatte ich Angst, den Hügel hinabzusteigen, da ich zweifelte, ob ich wieder hinaufkommen könnte. Ich brauchte einige Zeit, um wieder zur Gewohnheit des Lesens, des Schreibens und des Fernsehens zurückzukehren. Nach dem Verlassen der Klinik wirkte mein innerer Zustand noch ziemlich lange nach. Ziemlich lange weigerte ich mich, ein Buch zur Hand zu nehmen, einen Stift oder eine Fernbedienung. Nach einer Zeit begann ich dann nach und nach wieder mit dem Fernsehen. Die ersten Augenblicke vor dem Fernseher galten einem Fußballspiel – es spielte Bayern München. Ebenfalls nach und nach nahm ich auch Lektüre zur Hand. Mit Mühe buchstabierte ich einen Artikel aus dem *Spiegel*. Mit dem Schreiben war es etwas schwieriger. Es kostete Überwindung, mich dem Schreibtisch zu nähern, dem Stift und dem weißen Blatt, obwohl ich noch in der Klinik beschlossen hatte, etwas über die Geschichte mit Daniela und über meine Auseinandersetzung mit Băsescu zu schreiben. Schließlich sprang ich in einer schlaflosen Nacht auf und schrieb fast in einem Atemzug den Artikel „Ein deutscher Zeigefinger". Danach schrieb ich mal nachts, mal tags „Über die Băsescu-Politik". Nach der allgemeinen Definition und Beschreibung flogen meine Gedanken und Notizen zu den Themen „Băsescu und die Unverschämtheit", „Băsescu und die Korruption", „Băsescu und die Lüge". Ich schrieb immer weiter über Băsescu, bis ich zehn Artikel fertig hatte. Alle zehn schickte ich zusammen mit dem Artikel über Daniela nach Klausenburg und sie erschienen in der Zeitschrift *Făclia* (auf Deutsch: *Die Fackel*).

Nachdem ich mich überzeugt hatte, dass es mit dem Schreiben gar nicht so schlecht ging, nahm ich mir ein komplexeres Thema vor. So begann ich mit den Seiten, die ich nun abschließe. Ich möchte vor dem Schlusspunkt bekennen, dass diese Geschichte nicht nur ein Märchen oder eine Erzählung war. Es war ein Stück meines Lebens, geprägt von zahlreichen Spannungen aller Art. All meine „Spiele" mit der Krankheit, mit ihrer Psychologie, mit der Philosophie und Politik bevölkerten meine Gedankenwelt. Obwohl sie nur in meinen Gedanken auftauchten, waren sie wahre Spiele, waren sie Wirklichkeiten. Zur Phase nach der Entlassung aus der Klinik gehörte nur ihre Anordnung in Sätzen und in Buchform. Inhaltlich war die Geschichte so, wie ich sie aufgeschrieben habe. Wie ich schon sagte: Es war eine Geschichte, die kein Märchen war.

Nach all diesen Seiten und nach einer Pause werde ich mich vielleicht mit etwas anderem beschäftigen. Vielleicht mit „Sokrates und Jesus".

Freiburg, 12. April 2014

PS. Ich lebe noch (gut!), werde im Juni 2023 92 Jahre alt, und bin allen, die mir so schöne weitere Jahre geschenkt haben, sehr dankbar. Ich habe inzwischen sechs weitere Bücher geschrieben: *Socrates und Jesus* (2016), *Große Dinge in kleinen Gedanken* (2016), *Das Gesetz der Entropie, das Gesetz des Abstiegs* (2017), *Das verdammte Neuron* (2019), *Andere kleine Gedanken* (2021). Jetzt habe ich ein neues Buch fertig: *Blaga und DD Rosca: eine vergleichende Perspektive* (2023). Sergio hat Teresa am fünften August 2022 geheiratet. Ich habe bei der Hochzeit getanzt.